いますぐはじめる

子宮活《しきゅうかつ》

監修◎奥谷まゆみ

“子宮年齢”は今からでも変えられます！

大人の女性なら、髪やお肌の外見の変化も気になるお年頃。お手入れもしていると思います。では、子宮のケアはいかがでしょう？　毎月生理というイベントがあるのに、妊娠出産、病気や不調にならないと、子宮はなかなか気にしてもらえません…。子宮は女性のキレイと健康、そして心まで大きくかかわっているのに！　毎日同じカラダを使っているのですから、いつまでも同じではないのは当たり前。しっかりケアをしてあげましょう。

こんな話をすると、老化!?と焦ってしまうかもしれません。でも、大丈夫。思い出してみて下さい。10代の子宮は、生理の周期も量も不安定で扱いづらかったはず。20代後半から30代ごろになると生殖器が発達して安定してきます。これから50代で閉経を迎えると、女性の心とカラダは子宮とともに"もう産まなくてOKなカラダ"に変わっていくでしょう。どの変化も、女性が幸せになるためのステップ。子宮は女性を幸せにするために熱心に働いてくれているのです。

思う存分働いて「よく働いた！」と感じると、子宮は気持ちよく変化します。それはカラダだけではなく、心まで。今まで子宮をケアしてこなかったとしても、これからのあなたの幸せのためにきっと子宮は答えてくれるはず。

さあ、愛しい子宮を大切に、「子宮活」を始めましょう！

contents

part 1

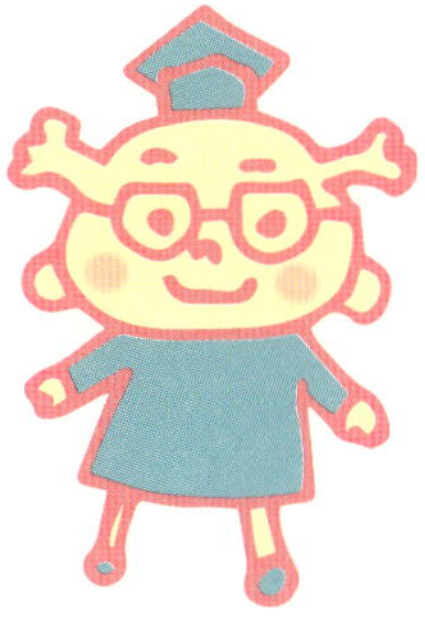

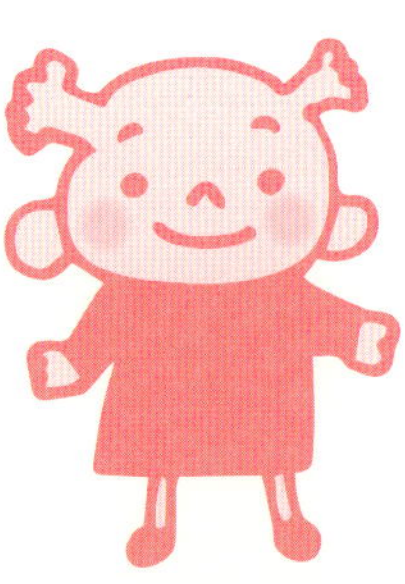

part 5

カラダも心もリフレッシュ！ 生理とのステキな1週間 108

主な登場人物

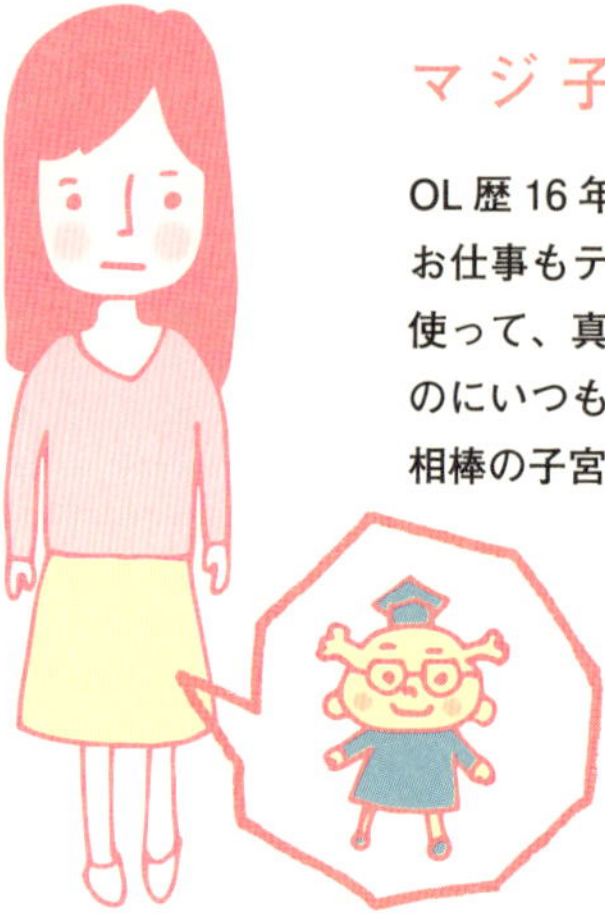

マジ子さん

OL歴16年の真面目な会社員。

お仕事もテキパキ。健康にも気を使って、真面目に努力をしているのにいつもどこかの調子が悪い…

相棒の子宮さんも困り気味です。

子宮さん

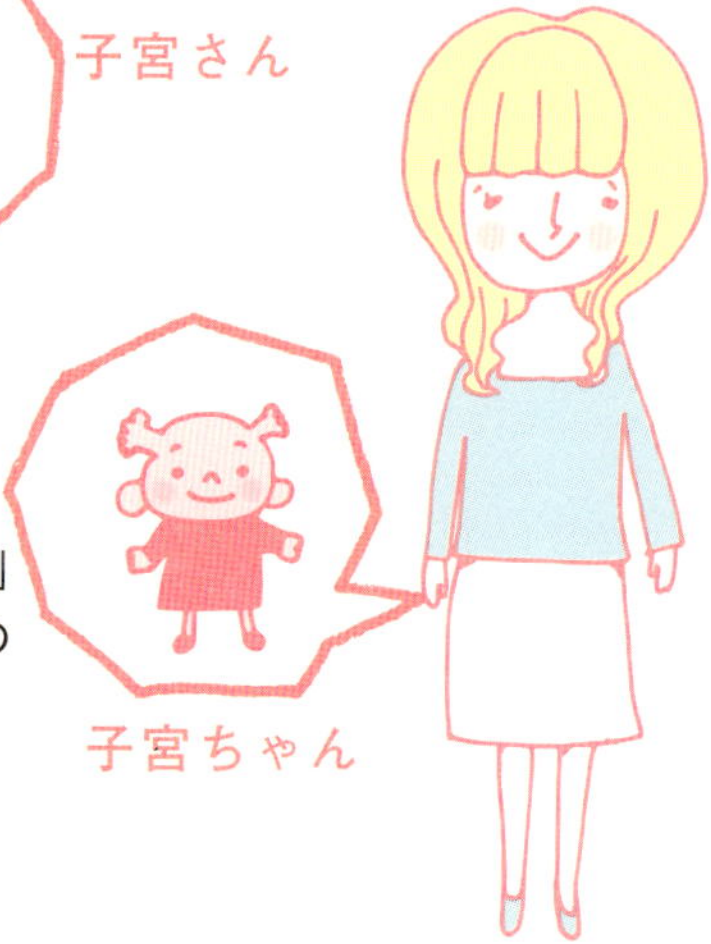

フジ子さん

お菓子と深夜ドラマが大好き！

生理が止まっても「ラッキー♪」と自分のカラダに無頓着。お腹の子宮ちゃんも頭を抱える問題児。

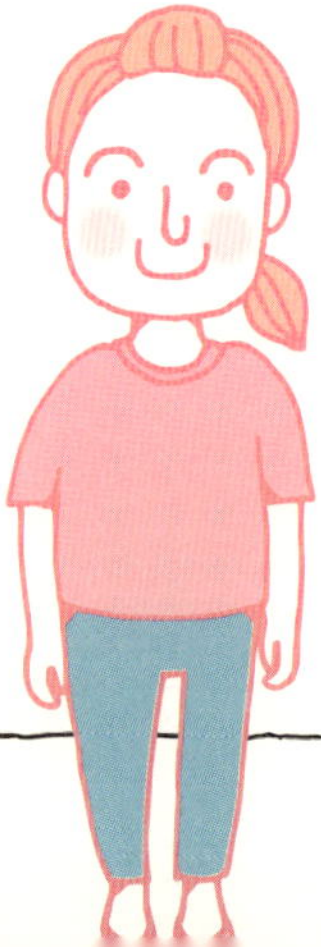

まゆみ先生

悩める女子をどーんと受け止めてくれる頼もしい味方。女性の心とカラダを動かす「からだレッスン」でみんなを元気にしてくれます！

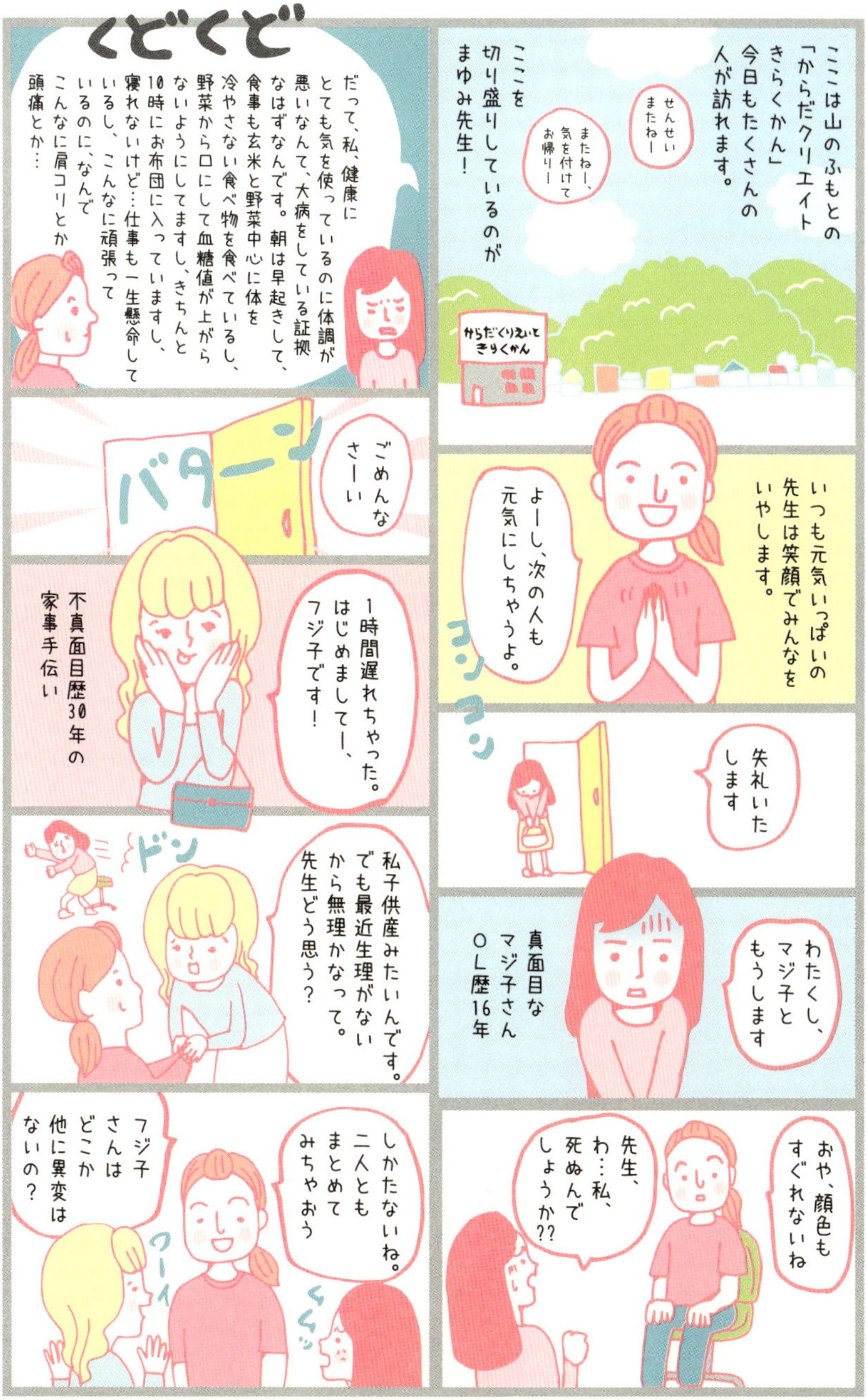

ここは山のふもとの「からだクリエイトきらくかん」今日もたくさんの人が訪れます。
せんせいまたねー
またねー、気を付けてお帰りー
ここを切り盛りしているのがまゆみ先生！
からだくりえいと きらくかん
いつも元気いっぱいの先生は笑顔でみんなをいやします。
よーし、次の人も元気にしちゃうよ。
コンコン
失礼いたします
わたくし、マジ子ともうします
真面目なマジ子さん OL歴16年
おや、顔色もすぐれないね
先生、わ…私、死ぬんでしょうか??
くどくど
だって、私、健康にとても気を使っているのに体調が悪いなんて、大病をしている証拠なはずなんです。朝は早起きして、食事も玄米と野菜中心に体を冷やさない食べ物を食べているし、野菜から口にして血糖値が上がらないようにしてますし、きちんと10時にお布団に入っていますし、寝れないけど…仕事も一生懸命しているし、こんなに頑張っているのに、なんでこんなに肩コリとか頭痛とか…
バターン
ごめんなさーい
1時間遅れちゃった。はじめましてー、フジ子です！
不真面目歴30年の家事手伝い
ドン
私子供産みたいんです。でも最近生理がないから無理かなって。先生どう思う？
しかたないね。二人ともまとめてみちゃおう
フジ子さんはどこか他に異変はないの？
ワーイ
くくっ

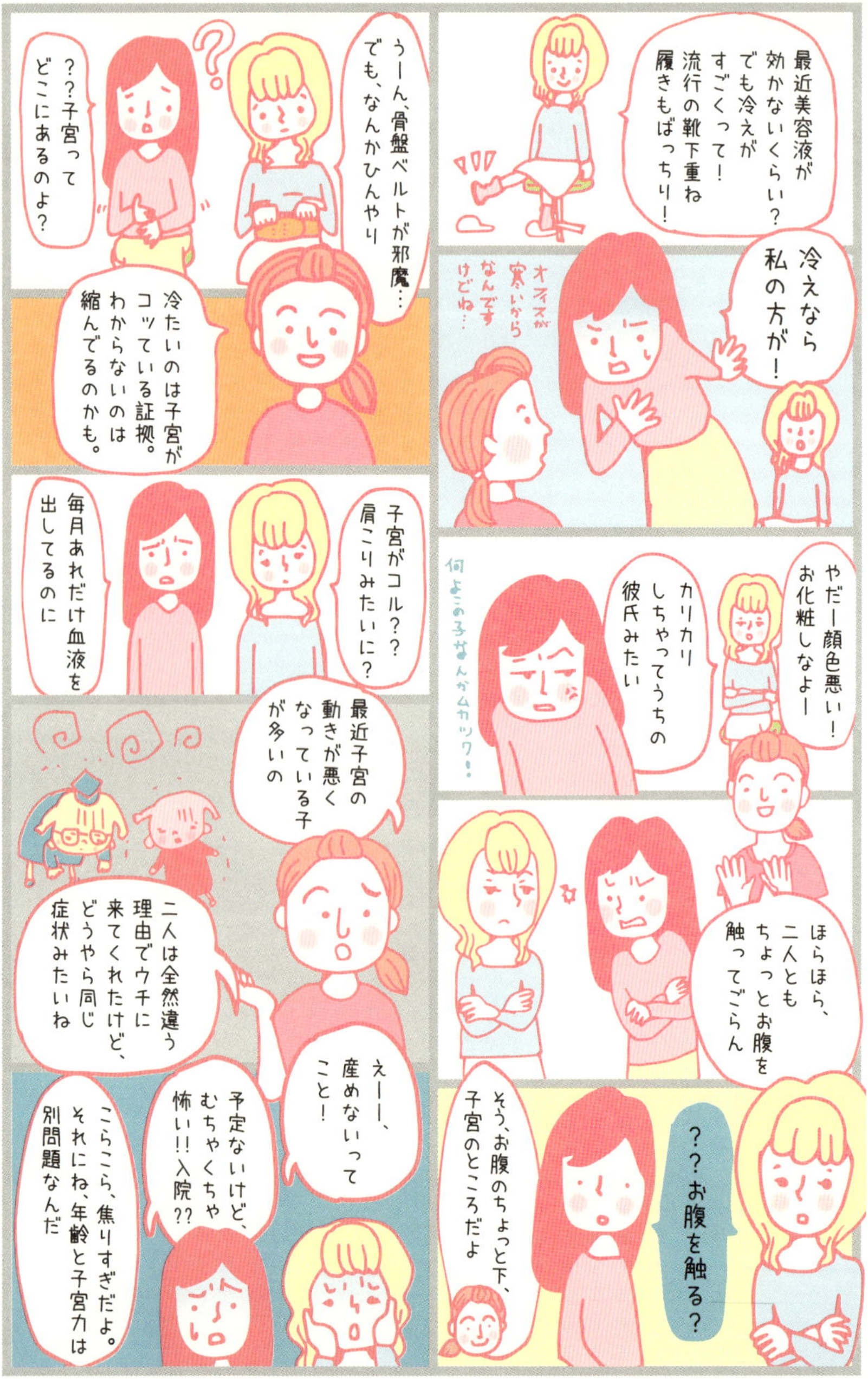
最近美容液が効かないくらい？でも冷えがすごくって！流行の靴下重ね履きもばっちり！
冷えなら私の方が！
オフィスが寒いからなんですけどね…
やだー顔色悪い！お化粧しなよー
カリカリしちゃってうちの彼氏みたい
何よこの子なんかムカツク！
ほらほら、二人ともちょっとお腹を触ってごらん
？？お腹を触る？
そう、お腹のちょっと下、子宮のところだよ
うーん、骨盤ベルトが邪魔…でも、なんかひんやり
？？子宮ってどこにあるのよ？
冷たいのは子宮がコッている証拠。わからないのは縮んでるのかも。
子宮がコル？？肩こりみたいに？
毎月あれだけ血液を出してるのに
最近子宮の動きが悪くなっている子が多いの
二人は全然違う理由でウチに来てくれたけど、どうやら同じ症状みたいね
えーー、産めないってこと！
予定ないけど、むちゃくちゃ怖い！！入院？？
こらこら、焦りすぎだよ。それにね、年齢と子宮力は別問題なんだ

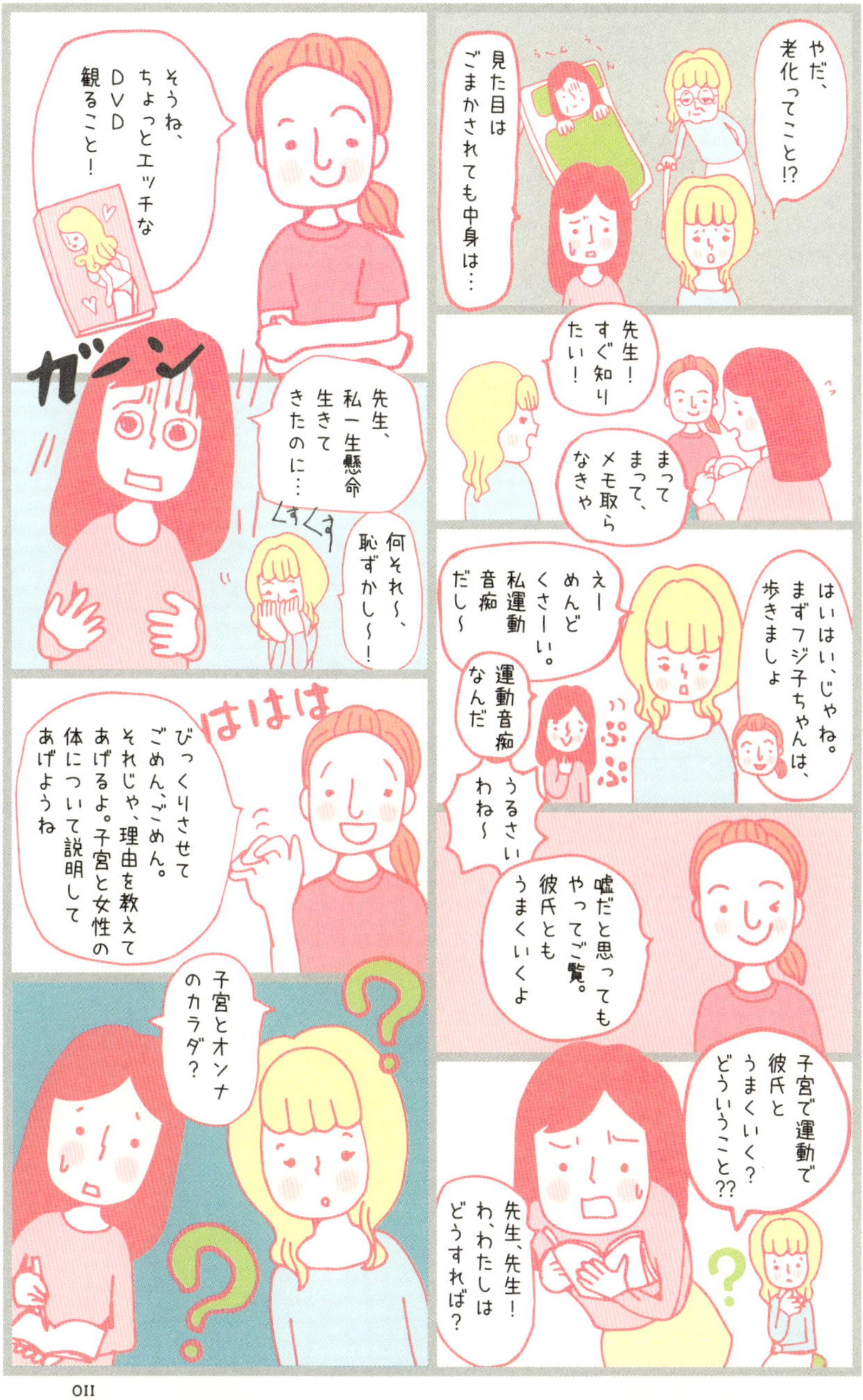

やだ、老化ってこと!?
見た目はごまかされても中身は…
先生!すぐ知りたい!
まってまって、メモ取らなきゃ
はいはい、じゃね。まずフジ子ちゃんは、歩きましょ
えーめんどくさーい。私運動音痴だし〜
運動音痴なんだ
うるさいわね〜
嘘だと思ってもやってご覧。彼氏ともうまくいくよ
子宮で運動で彼氏とうまくいく?どういうこと??
先生、先生!わ、わたしはどうすれば?
そうね、ちょっとエッチなDVD観ること!
ガーン
先生、私一生懸命生きてきたのに…
くすくす
何それ〜、恥ずかしー!
ははは
びっくりさせてごめん、ごめん。それじゃ、理由を教えてあげるよ。子宮と女性の体について説明してあげようね
子宮とオンナのカラダ?

part 1

「子宮活」ってどういうこと!?子宮と女のカラダの謎

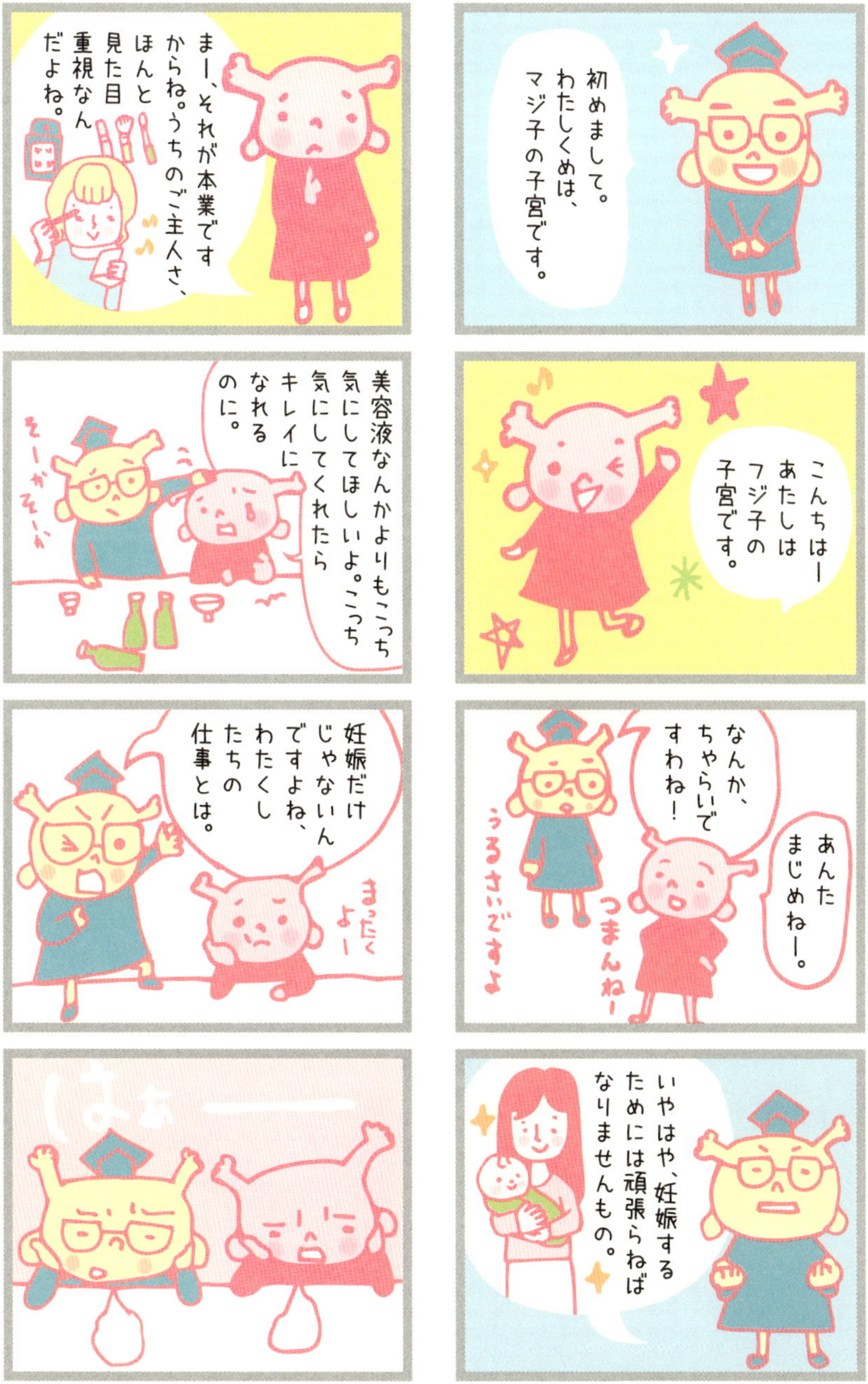
初めまして。わたしくめは、マジ子の子宮です。
こんちはー あたしは フジ子の 子宮です。
なんか、ちゃらいですわね！
あんた まじめねー。
うるさいですよ
つまんねー
いやはや、妊娠するためには頑張らねばなりませんもの。
まー、それが本業ですからね。うちのご主人さ、ほんと見た目重視なんだよね。
美容液なんかよりもこっち気にしてほしいよ。こっち気にしてくれたらキレイになれるのに。
そーかそーか
妊娠だけじゃないんですよね、わたくしたちの仕事とは。
まったくよー
はぁーー

その子宮、硬くなっていませんか？

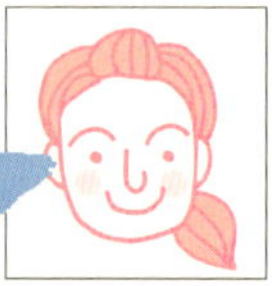
まゆみ先生

二人に問題だよ。
子宮のお仕事って
何か知っているかな？

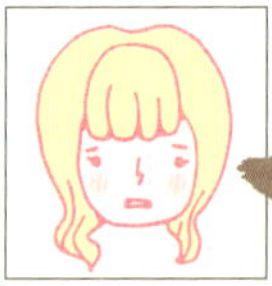
フジ子

子宮って妊娠すれば、
赤ちゃんのベッドになって
育てる場所でしょ？

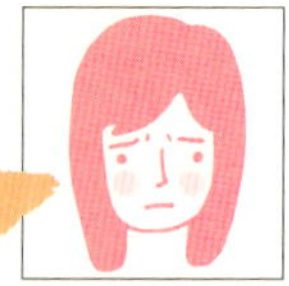
マジ子

そうそう！　でも、
赤ちゃんを望まないから
毎月生理がくるのよね？

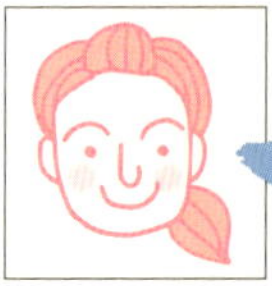
まゆみ先生

うーん、惜しいね！
子宮は心にもカラダにも
つながってるんだ。

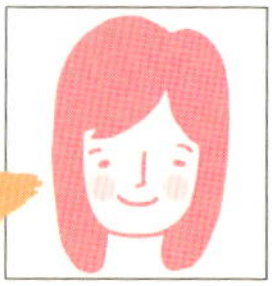
マジ子

カラダはわかるけど心？
妊娠と生理以外の
役割って何かしら？

女性のキレイを支配しているもの、それは子宮⁉

子宮は内臓としての機能の他に、キレイの器官としても注目できます。女性のキレイのすべてを子宮が握っているといっても過言ではありません。血行、ホルモンバランス、自律神経…。子宮には女性を元気にする要素があちこちに潜んでいます。

例えば、生理が終わった後はダイエットの絶好のチャンス！　生理の後はむくみがおさまり、新陳代謝が活発になるのでダイエットの効果が出やすいんです。それに生理の後は、お肌にハリが出て気分がいい！という人も。化粧品の効果を感じやすいのもこの時期ではないでしょうか？　子宮がしっかり働いていると、女性ホルモンのバランスが整い、毎月ラクにキレイになれるタイミングがあります。

逆にいうと、バランスが悪い時は、守りに徹するケアをするべき。血行が悪かったり、骨盤底筋が縮んでいたりと、さまざまな原因で子宮が硬く縮んでしまうと女性ホルモンのバランスも崩れてしまい、お肌は調子が悪くなり髪の毛もパサついてしまいます。子宮があまりにもよくない状態になると、生理さえまともに来ないことも。生理が来ないと気持ちも落ち着きませんよね。この気持ちのソワソワがまた、子宮を緊張させてしまい、キレイはどんどん遠のいてしまいます。

美しさを手に入れるには、外から美容液をつけるだけではなく、ぜひともカラダの内側から。それも子宮を元気にしてあげましょう。見た目も心も整った、本当の美しさへの近道ですよ。

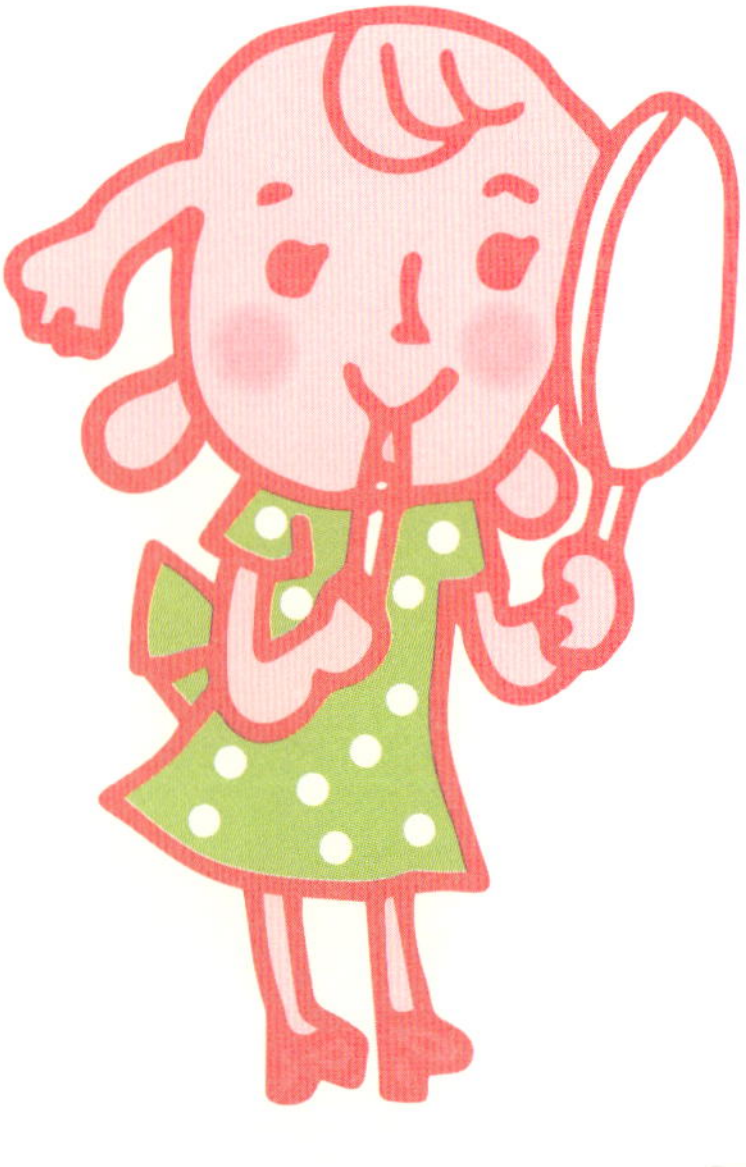

女性の生殖器は内蔵タイプだからカラダ中に影響しちゃう

頭が痛いという時、男性はしばらく頭を休めるとなんとなく痛みが治まるものですが、女性はなぜか頭だけをどうにかしてもよくなりません。ところが、頭から遠いように思える骨盤や生殖器にアプローチすると、頭痛がスッキリと治るだけでなく、精神的にも元気になることがあるんですよ。生理の時に頭痛がして…と悩んでいる人は、頭痛と生殖器の関係がなんとなくわかるのではないでしょうか。

この男女の違いは、男性の生殖器が「外づけタイプ」で、女性の生殖器が「内蔵タイプ」であることが大きな要因と思われます。女性の生殖器、つまり卵巣や子宮とそれを包んでいる骨盤は、生理周期に伴ってカラダの中で大きく変化しますから、当然周りの臓器にも影響大。例えば薬を使った排卵のコントロールのしすぎや高齢出産で生殖器が疲れてしまうと、他の臓器も髪の毛もお肌も一気に疲れてしまいます。子宮の問題は、いつの間にかカラダ全体の問題になってしまうんですよ。また、ＰＭＳ（月経前症候群）と呼ばれる生理前の不調、生理直前や初日頃に訪れる頭痛や腰痛、原因がよくわからないイライラに過食…。これも生殖器がカラダや神経に影響をもたらした結果です。

でも逆にいえば、他の臓器や神経の働きが生殖器の健康に影響を及ぼすこともあります。外見の老化に個人差があるように、心とカラダのメンテナンスがきちんとできていると、年齢を重ねても子宮はふかふか。そしてふかふかの子宮は心とカラダを女性らしく、ますますイキイキさせるんです。子宮とカラダはステキな関係にあると思いませんか？　このようによい影響を及ぼし合うと、カラダの内側も外側も、そして心も美しく。本当の意味でのアンチエイジングといえますね。

子宮はどこにある？

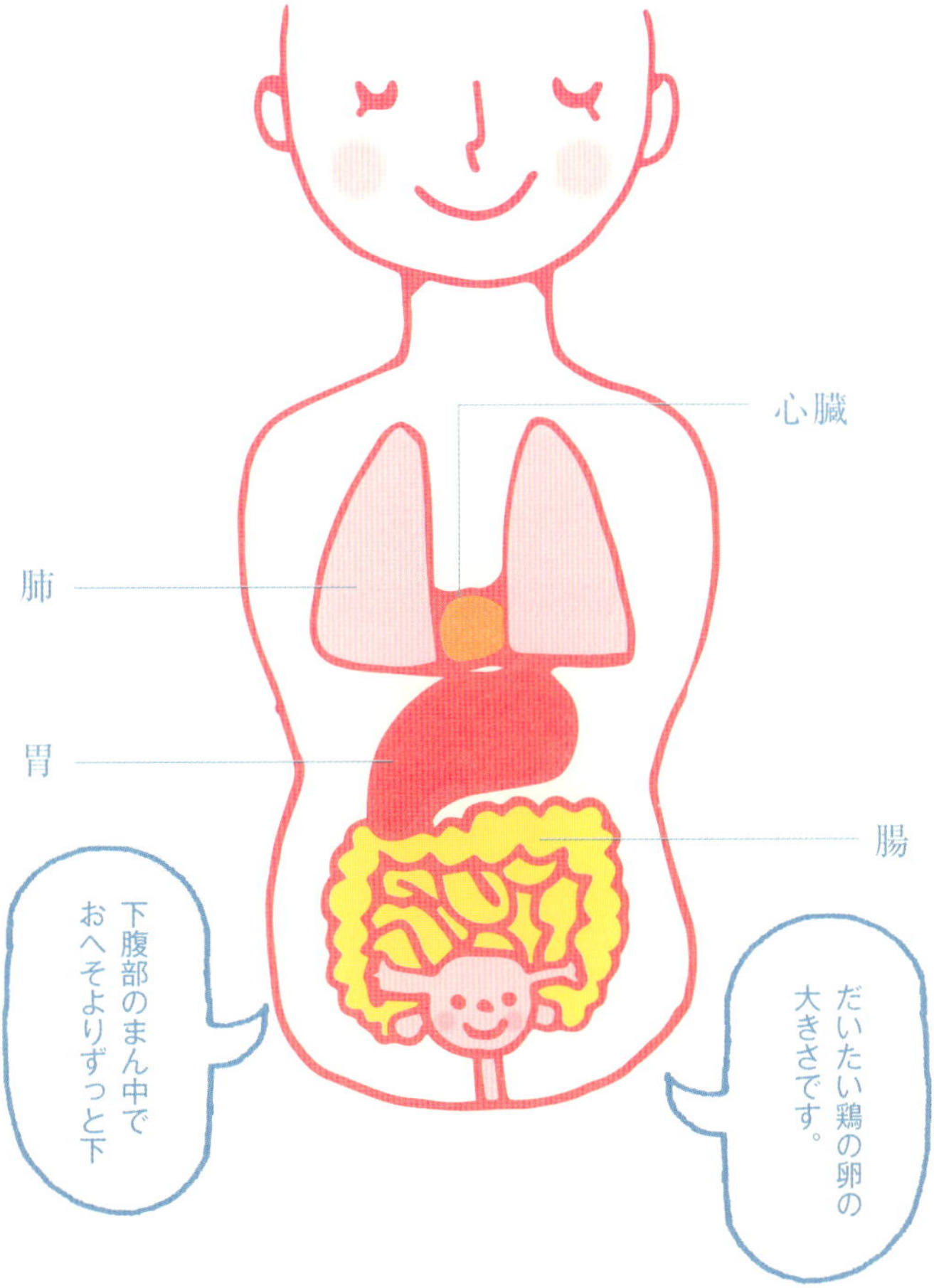
心臓
肺
胃
腸
下腹部のまん中でおへそよりずっと下
だいたい鶏の卵の大きさです。

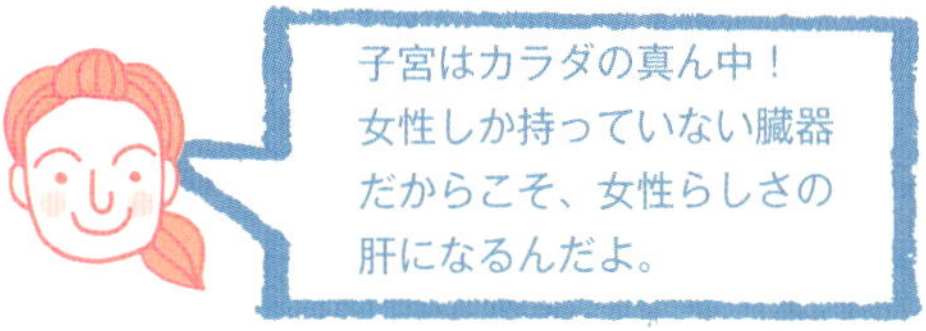
子宮はカラダの真ん中！
女性しか持っていない臓器
だからこそ、女性らしさの
肝になるんだよ。

子宮の大きさはどんどん変わる

子宮は厚い筋肉でできているのをご存じですか？　筋肉というとムキムキでカチカチ硬いイメージがあるかもしれませんが、健康な子宮はカラダ中で一番しなやかで伸びやかな臓器。

普段は鶏の卵くらい大きさです。それが、妊娠すると赤ちゃんの成長に伴って普段の数倍にもグーンと伸び、赤ちゃんをふんわりと包み込みます。それが、出産後しっかりとカラダを休ませてあげればきちんと元のサイズに戻るという不思議。また、生理に伴って1カ月というサイクルで大きさが変わるというのも他の臓器にはありません。排卵期にはより子宮の中が厚く軟らかくなり、生理が始まるころには充血してプンと膨れて温かくなります。生理中は中身を出すためにキューッと収縮。これだけ動いていれば、ご主人である女性にたくさんの影響を及ぼすのも

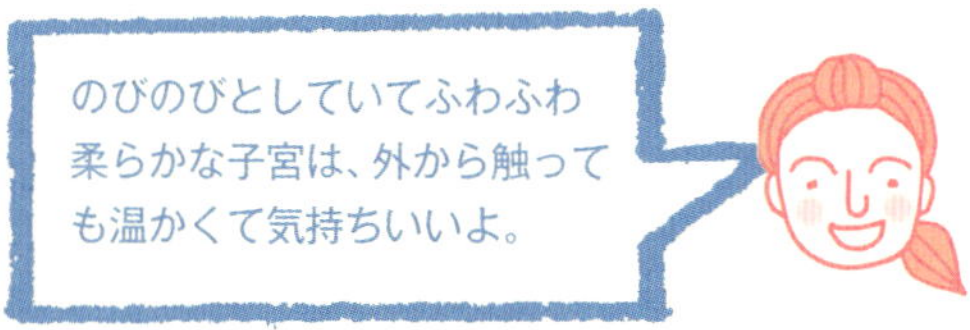
のびのびとしていてふわふわ柔らかな子宮は、外から触っても温かくて気持ちいいよ。

当然です。

ところが、子宮が疲れて機能が落ちていると、外から触ってもわかるくらい硬くなっていることも。ひどい時にはどこにあるのかわからないくらい小さくなってしまうこともあります。足や腕が縮こまってしまうとうまく動かせなくなるように、本来はしなやかなはずの子宮も、硬く縮んでしまうときちんとしたお仕事ができません。自律神経やホルモンとかかわりが深いため、心の動きも妨げてしまうのも困りもの。子宮をスムーズに働けるようにしてあげることが、心身ともに快適に過ごすためにとても大切なことだといえるのです。

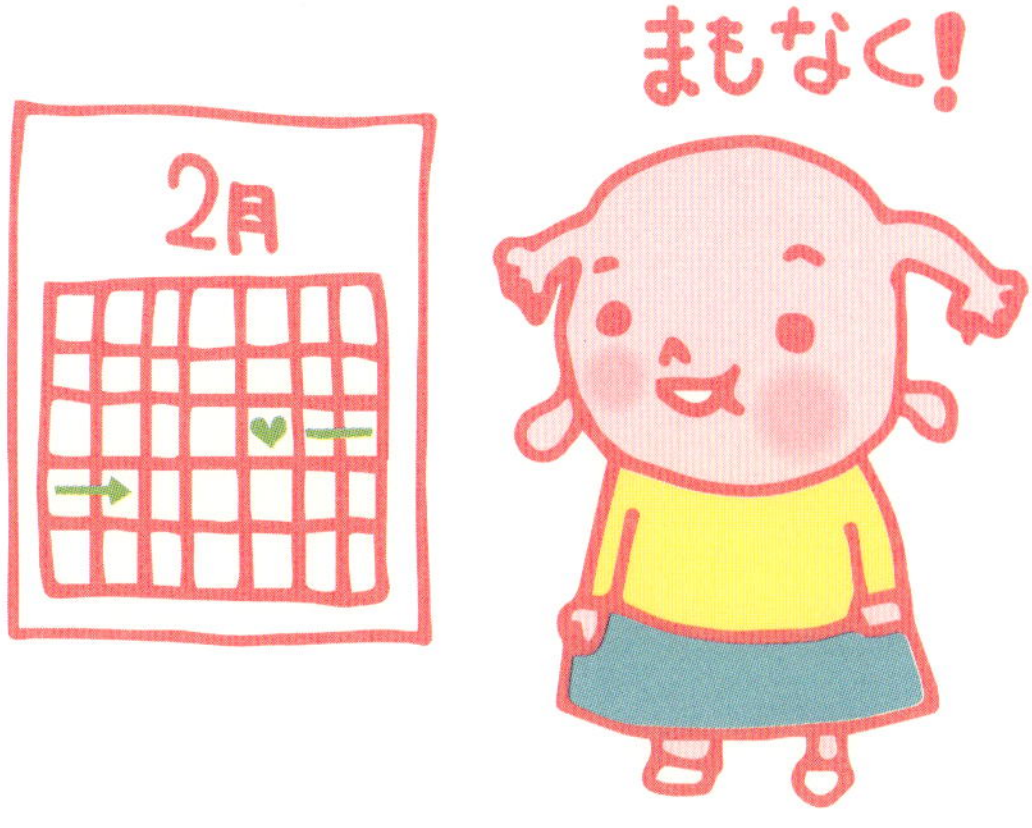

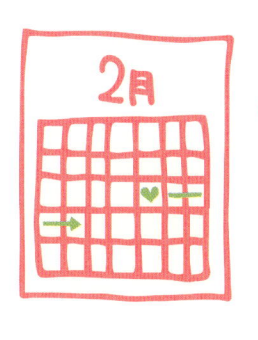

現代人の子宮が冷えている！

私、冷え性なんです。
お腹もなんだかひんやり
これってよくないですよね。

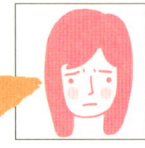

マジ子

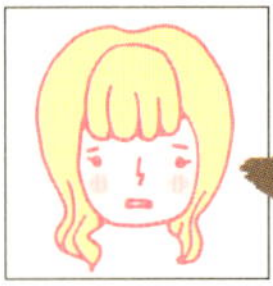

フジ子

私もそう。
特に、生理が始まると
なんだか冷えちゃって。

それはかわいそうに。
子宮まで
冷えきっているのかも。

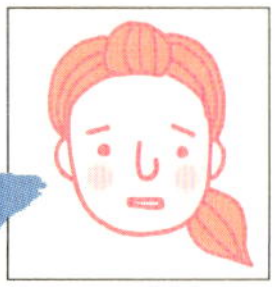

まゆみ先生

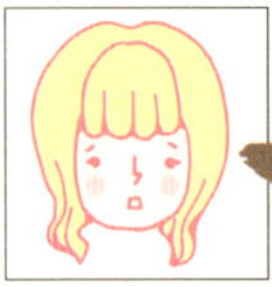

フジ子

子宮が冷える？
そういえば
触るとひんやりするの。

触ってわかるの？
うーん、わからない…
子宮ってどこにあるの？

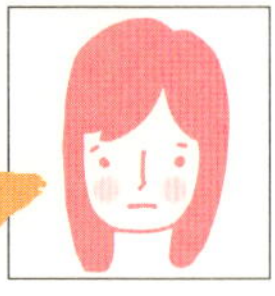

マジ子

お腹の中からSOS！子宮ひんやり女子が急増中！

赤ちゃんを育てる子宮には、栄養素を十分に送り届けるために多くの血管が通り、たくさんの血液が流れ込んでいます。だから子宮はお腹の上から触ってもポカポカと温かいはず。ところがお腹に手を当ててビックリ。お腹がひんやりした女性が近年増えているんです。

冷えとはつまり、血液がきちんと流れていない状態。本来子宮にたくさんの血が集まる排卵期から生理前でもお腹がひんやりしていたら、かなり重症です。重い生理痛や生理不順の原因は、血行の悪さにあることも多いんですよ。

年齢を重ねれば子宮は老化してだんだん働きが衰えていきますが、同じ年齢だから同じだけ老化するわけではありません。血行が悪くて硬く縮んだ子宮と、きちんと血液が流れているふかふかの子宮では、その働きぶりが段違い。妊娠出産や生理をつらいものにしているのも、血行の悪さが子宮の働きを妨げているからかも。そしてこの血行の悪さは子宮筋腫や子宮内膜症といった婦人病の原因にもなるんです。つまりひんやりした触感は子宮からのSOS信号。誰だってずっと寒い場所で震えていたら風邪を引いてしまうし、もっとひどい場合は凍死してしまいますよね。血行の悪い子宮は、「寒いよ！　助けて！　このままじゃ病気になっちゃうよ！」と叫んでいるんですよ。

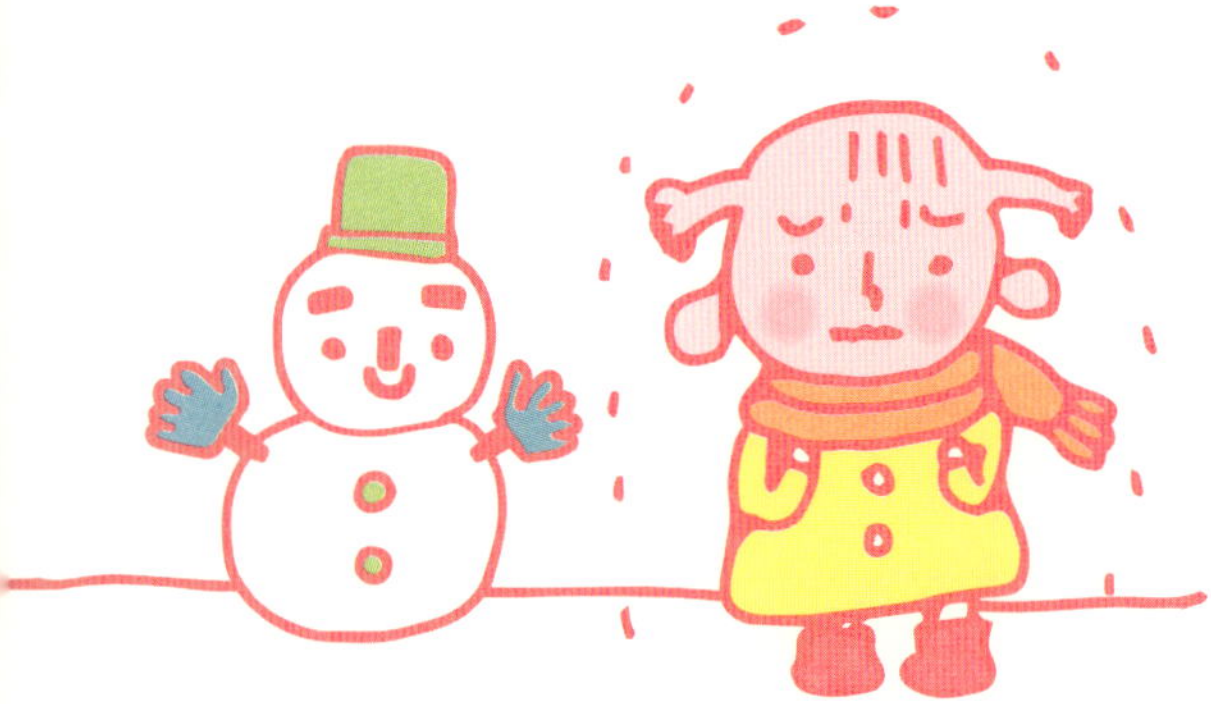

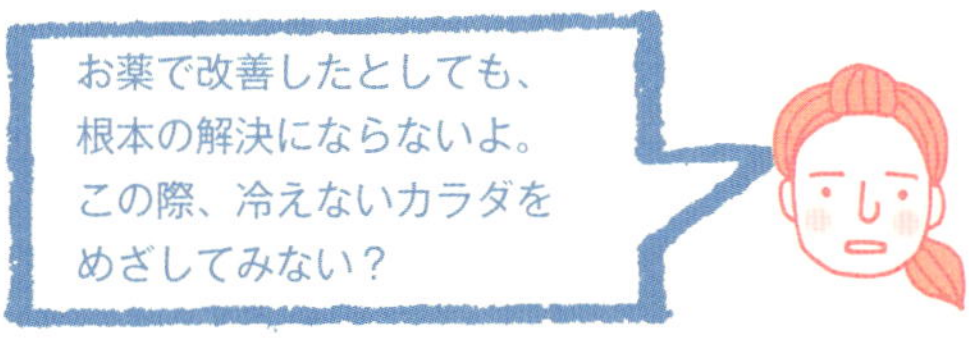
お薬で改善したとしても、
根本の解決にならないよ。
この際、冷えないカラダを
めざしてみない？

便利な世の中は「使わないカラダ」を生む

皆さんはきちんと毎日運動していますか？　子宮冷えはもちろん冷えがちな人は運動不足による血行不良であることが圧倒的です。

朝は電車や車で出勤。仕事はデスクに座ったまま。洗濯物は洗濯機に入れるだけ。街を歩き回らなくてもお買い物はネットですませる…。機械やコンピューターのおかげで便利になった現代社会。人はカラダをほとんど動かさなくても快適な生活が送れるようになってしまいました。試しにどのくらいカラダを動かしたか1日を振り返ってみましょう。疲れたなと思っても、座り続けたり立ち続けたり、むしろあまりにも動かなかったことで疲れてはいませんか？

スポーツなどでカラダを動かすと疲れますが、全然動かないのもまた疲れるものです。現代人が感じている疲れのほとんどは、実は〝動かさなすぎた疲れ〟。足も肩も腰も、ほとんど動かしていないから血の流れが悪くなり、筋肉が凝り固まったことで疲れを感じているだけなんです。現代社会は、動かなくても用事が足せる便利な生活になった代わりに、あえて運動をしなくてはいけないという、ちょっと矛盾した状況に陥ってしまいました。コリ対策に肩や首をマッサージをしてあげるように、全身を動かして血行をよくしてあげることが必要といえます。

特に子宮にとって、下半身の運動不足は致命的です！　本来女性は毎月あれだけ「出血」しているので、血のめぐりがとても大事であるのはいうまでもありません。特に足腰をしっかり動かして下腹部の血行をよくすることが大切です。人気のジョギングやウォーキングは女性にまさにおすすめのスポーツ。しっかり脚を動かせば、下半身にも血がめぐり子宮も自然に動きます。

「便利」を上手に利用しつつも、カラダが怠けてしまわないよう、意識的に使ってあげましょう。

運動不足？　こんなことしていませんか？

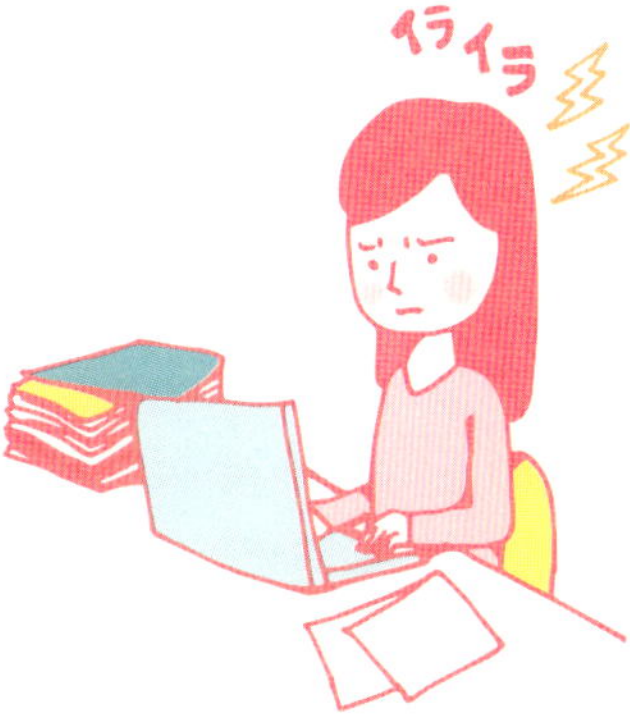

毎日電車で通勤
お仕事はデスクワーク

お仕事で何時間も座りっぱなしなら、せめて通勤時間を利用したいもの。１駅２駅でも歩いてみましょう。新しいお店が見つかるかも！?

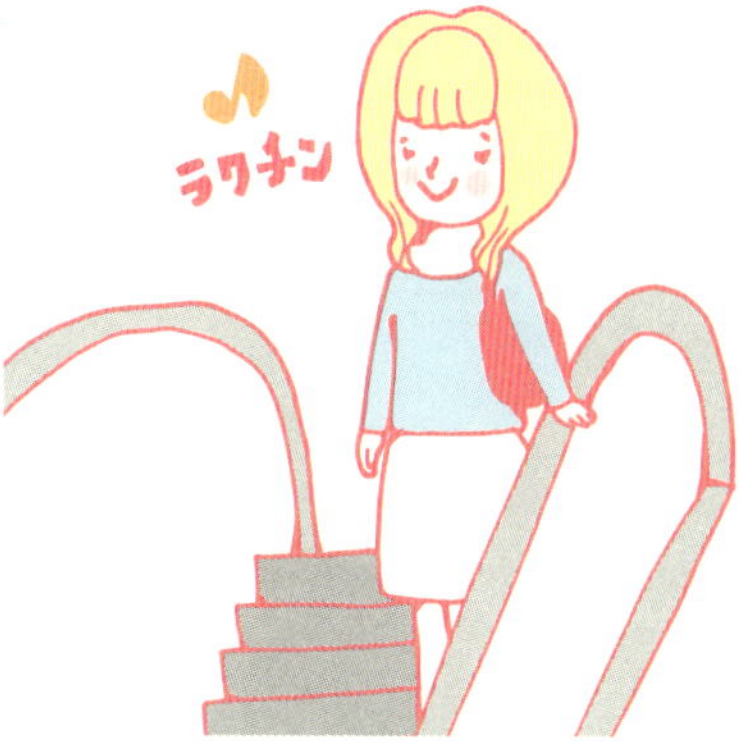

階段は疲れちゃう！
エスカレーターはどこ？

エスカレーターやエレベーターは急いでいる時だけにして、普段は階段を使うようにしてみましょう。足やお尻もスッキリしますよ。

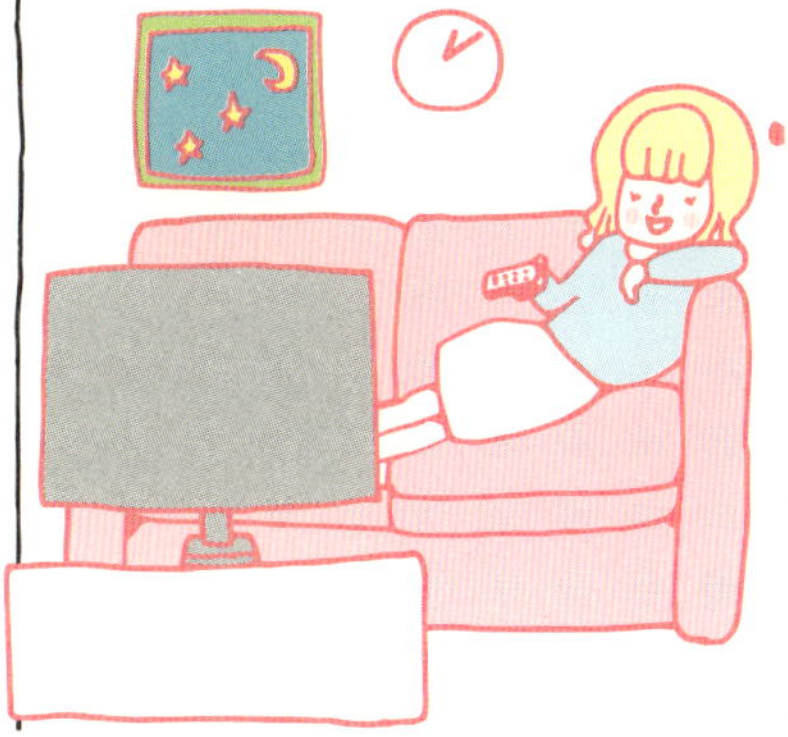

深夜までテレビ！
寝不足で運動なんて無理！

テレビを観ていたら気づけば深夜。うとうと寝不足で出勤…。これでは運動どころではありません。なにより寝不足は血行を妨げる悪習慣！

昔の女性は家事をするだけで体幹しっかり！

今のように便利なものがまだない時代。女性は普通の生活を維持するだけでカラダをせっせと動かしていました。例えば釜戸でご飯を炊いたり、雑巾で床を磨いたり…。実はこれらの動きをすることで、昔の女性は自然と体幹が鍛えられていたんです。特に昔の家事には〝しゃがむ〟という動作が多く、このしゃがむ姿勢が女性のカラダにとてもよい効果をもたらしていました。

骨盤底筋が最もわかりやすいかもしれません。子宮をはじめ、内臓は骨盤の内側に収まっていますが、この骨盤の底にあるのが骨盤底筋という筋肉。下から内臓を支えてくれる体幹の1つです。ここの力が弱いと内臓の重さを支えきれずに、子宮は骨盤に落ち込んでうまく機能することができなくなります。さらに、子宮脱を起こすことも。

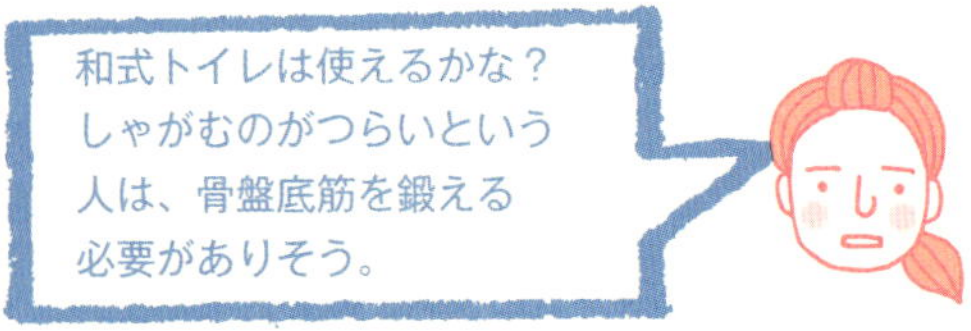
和式トイレは使えるかな？
しゃがむのがつらいという
人は、骨盤底筋を鍛える
必要がありそう。

昔の女性が家事の中で日々行っていた〝しゃがむ〟という動きが、実は骨盤底筋を鍛える動きになっていて、子宮が働きやすい場所に収まるようにしっかりと支える力になっていたんです。そのおかげで、生理用品が発達していない時代の女性は、経血で服を汚さないよう出血を自分でコントロールできていたとか。普段は骨盤底筋の力で経血をキュッと止めておいて、トイレで一気に出していたそうです。現代の洋式の生活では、意識しないとしゃがむことは少ないでしょう。洗濯物をたたむ時、掃除をする時、できるだけしゃがんでみませんか。

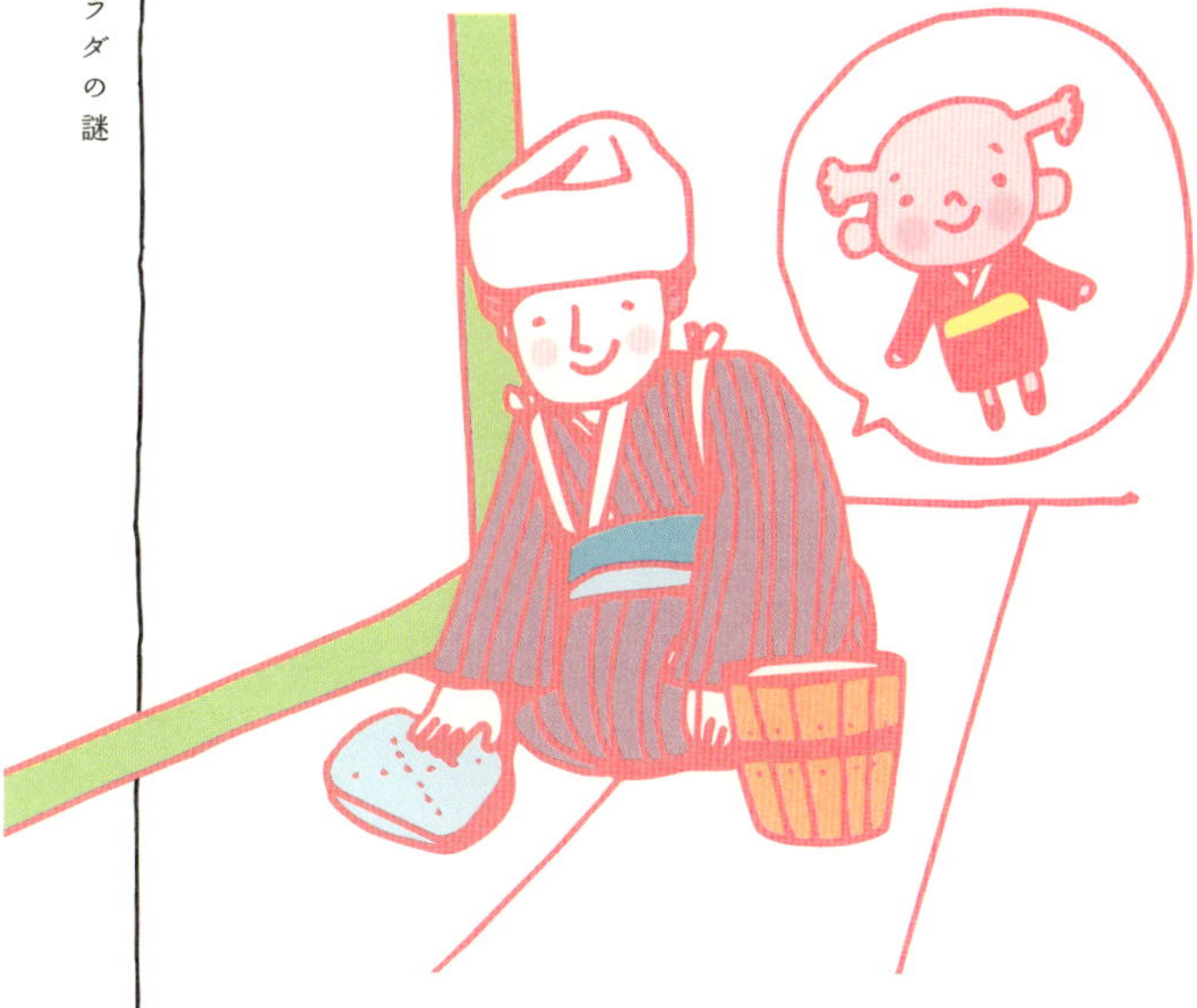

子宮を支える骨盤底筋、緩むというより縮んでる!?

出産すると、尿漏れの悩みを訴える女性がよくいます。妊娠中は子供の成長とともに子宮は大きさも重さを増えます。それを支え続けた骨盤底筋が産後に緩むと、骨盤内に内臓が落ち込み、膀胱を圧迫するなどして、尿漏れは起こりやすくなります。そのせいか、骨盤底筋が緩むことに目が行きがちですが、実は出産未経験の女性は、逆に縮んでしまっているケースも少なくありません。

健康な骨盤底筋は伸びやかに動くことで骨盤が大きく開くのを支えていますが、縮んで伸びないと、骨盤も開くことができません。すると子宮ものびのびとするスペースがなくなり縮こまってしまいます。骨盤底筋の縮みの主な原因もやはり運動不足。また骨盤底筋は横隔膜と連動しているので、心配事などを抱えて呼吸が浅くなり、横隔膜を動かせなくなっている人も要注意です。

できれば運動を心がけてほしいところですが、縮んだ骨盤底筋を簡単に伸ばす方法があります。それは、お腹の下まで深ーく息をすること。また87ページでご紹介する「リーリー体操」などでしっかり筋肉を伸ばすのも有効です。

逆に、緩んでしまったかなという人はこっそりオナラを止めるようにお尻の穴を締めてみて。あまりグッと力を入れると他の筋肉のスイッチが入ってしまうので、そっと締めるだけ。骨盤底筋はお尻の穴の近くにあるので、これで刺激を与えることができます。

子宮や内臓を支えてくれる骨盤底筋。こっそりレッスンをして、しなやかに使えるようにしましょう。

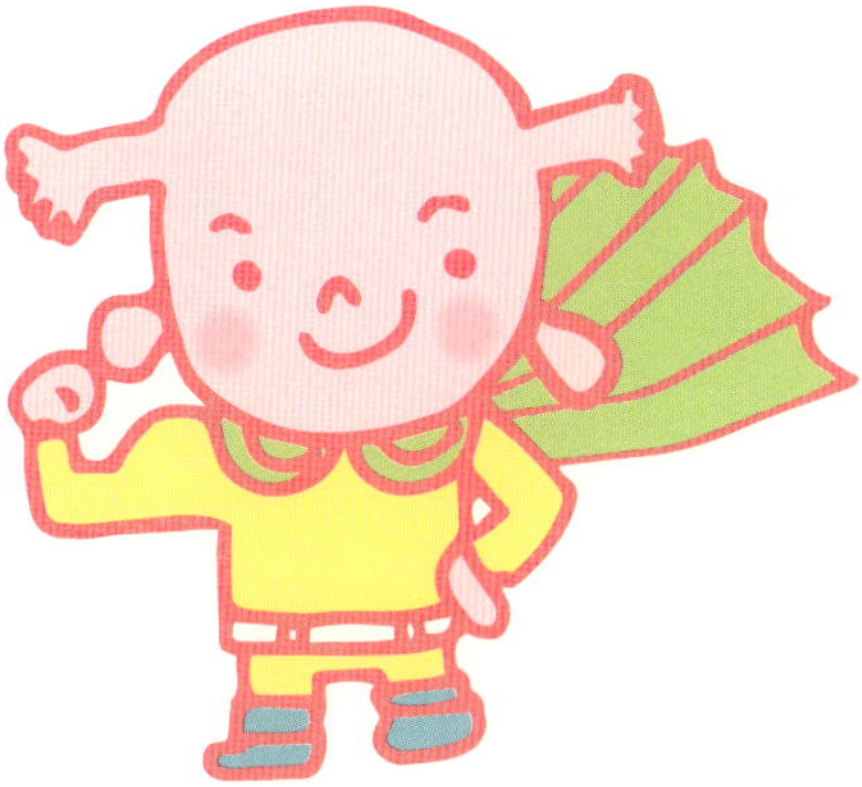

子宮は筋肉！　動かしておかないと、いざという時に動けない！

子宮と仲良くしていくには、子宮をスムーズに動かしてあげる手助けをしてあげましょう。子宮は筋肉でできているので、使い続けないとうまく動かなくなってしまいます。昔やっていたスポーツを久しぶりにしたら、カラダが動かなかったなんて経験はありませんか？　使っていない筋肉は、いきなりは動かせないものです。

子宮を使うって妊娠出産をしないといけないの？　と思ったあなた、大丈夫です。子宮は生理周期に沿って変化することで、日々動いているのは前述の通り。ただ、子宮は自律神経やホルモンで動く平滑筋《へいかつきん》。意志で動かせる筋肉ではないので、生理が長く止まったり、調子が悪いまま放っておくと使えなくなってしまうことも。子宮を包む骨盤や骨盤底筋なども動かせる状態にしておくことが大切です。

子宮は動かせない筋肉 平滑筋《へいかつきん》のカタマリ

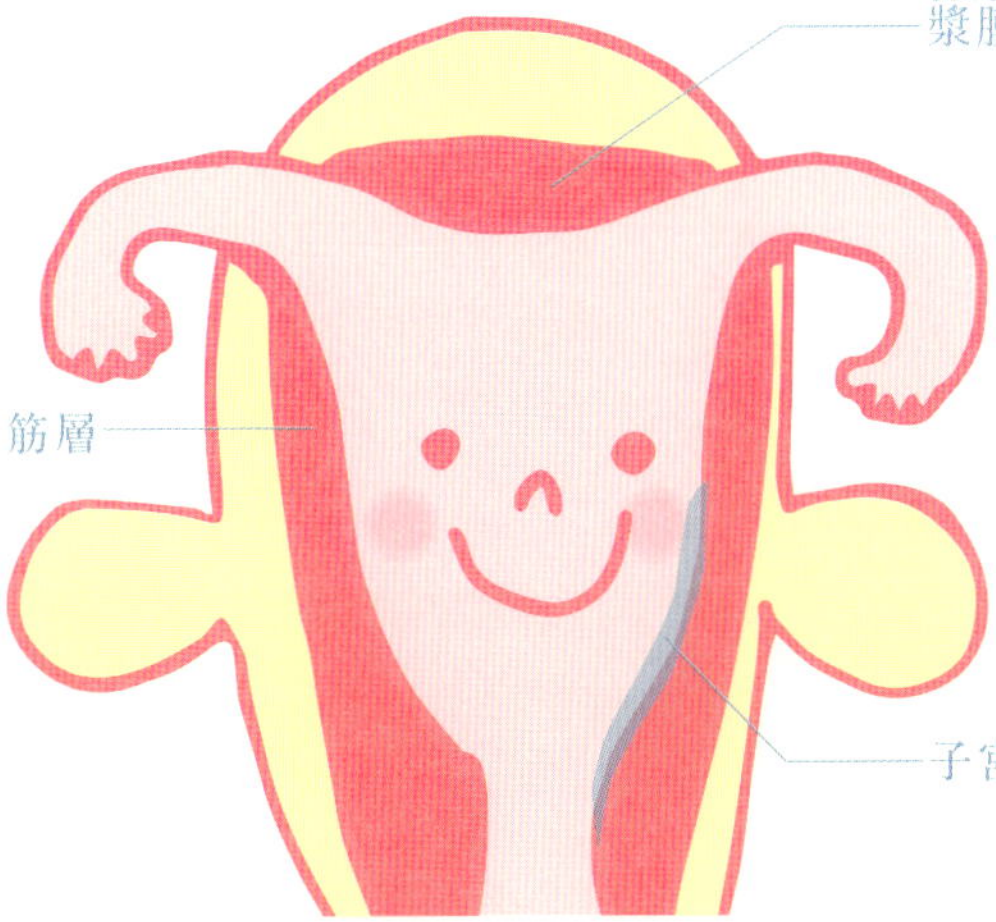
漿膜《しょうまく》(腹膜)
子宮筋層
子宮内膜

平滑筋って何？

自律神経やホルモンによって動き、自分の意志ではコントロールできない筋肉のこと。子宮をはじめ、胃や腸、血管などの壁はこの筋肉でできています。内臓筋とも呼ばれています。

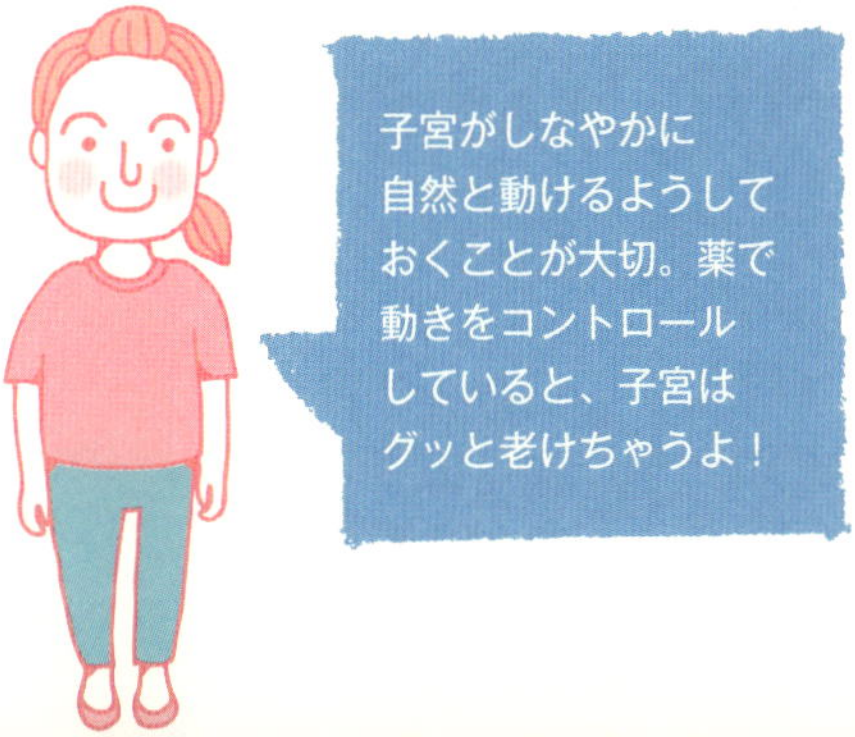
子宮がしなやかに
自然と動けるようして
おくことが大切。薬で
動きをコントロール
していると、子宮は
グッと老けちゃうよ！

生理は順調ですか？ ピルがおすすめできない理由

大人の女性にとって気になるのが、子宮と卵子の話。子宮の動きは排卵という大事な作業とともに行われていることを、もう一度思い出して下さい。排卵し、卵子と精子が出会って妊娠を成立させるために、28日のサイクルでカラダの中でさまざまな生理的現象が起こります。

卵子は生まれた時に一生分が体内にセットされるのをご存じですか。当然、年を重ねるほど卵子の数は減って老化します。今すぐでなくても、妊娠を望む女性にとって、卵子が減るのは悩ましい問題。そのためにピルを常用する人もいます。ピルは妊娠を成立させないよう排卵を止めるためのお薬。確かに排卵を止めれば卵子の数は減りません。妊娠したくなったら排卵を再開させようと思う人もいるでしょう。でも、30歳を超えた女性がしばらく止めてしまうと、いざという時には筋肉としての子宮が衰え、自力で排卵できなくなっている危険も。しかも、不妊治療で無理矢理コントロールしようとした心とカラダはすっかりボロボロ。外見も一気に老けて…。こんな女性はたくさんいます。

生理痛が重いという理由でピルを使う人もいますが、これもほどほどに。生理痛のないカラダ作りをしていきましょう。ダイエットやストレスで生理が止まってしまったら、大至急婦人科へ。生理が止まる＝カラダが妊娠の準備をやめてしまったのは、妊娠に耐えられないカラダであるという意味。子宮どころかカラダ全体が悲鳴を上げています！

子宮の機能を怠けさせることは、心にもカラダにも美容にも悪影響だということを肝に銘じて下さいね。

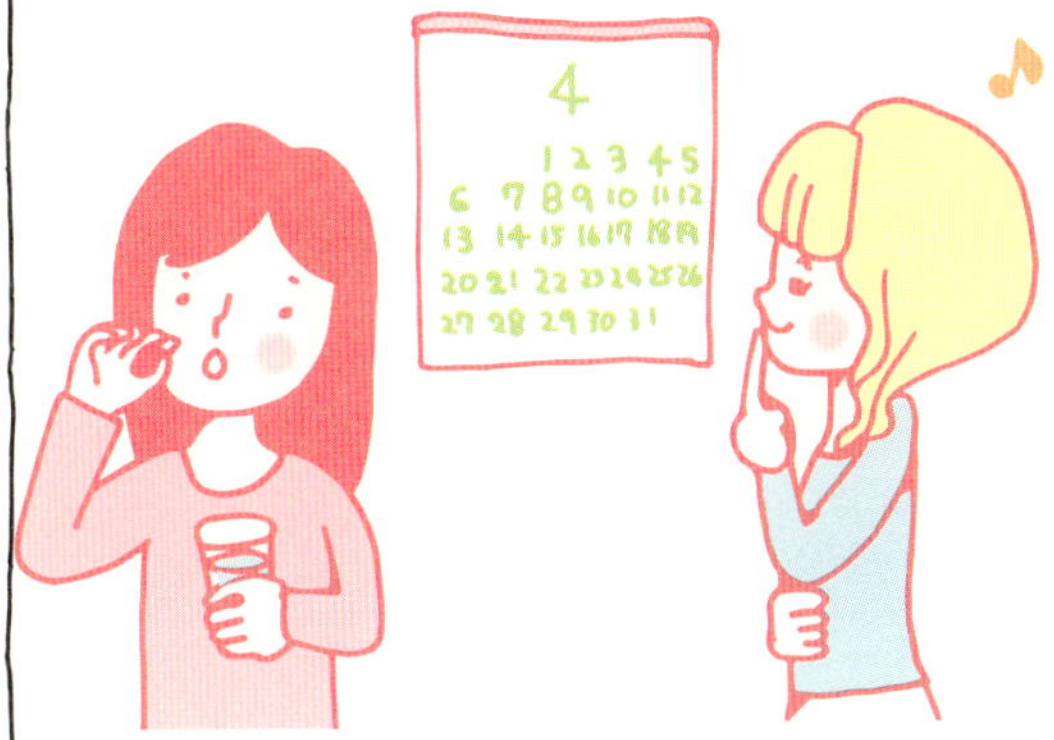

子宮と骨は蜜月関係!?

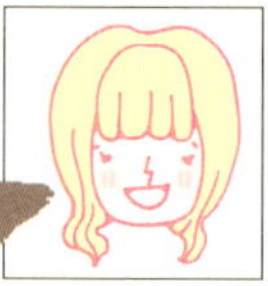
フジ子

最近太ったから、
ダイエットのために
骨盤ベルトしてるんだ♪

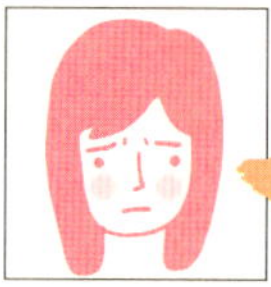
マジ子

本当に痩せるんですか？
なんだか苦しそう…
貧血気味の私は無理…

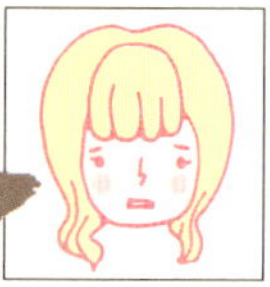
フジ子

えー、痩せるはずだよ～
だって思いっきり
キューッて締めてるもん。

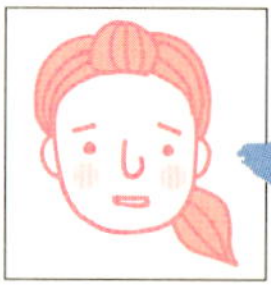
まゆみ先生

骨盤は締まるだけが
いいことではないよ
動くことが大事なの。

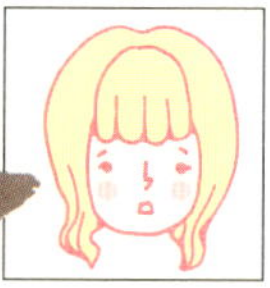
フジ子

え！　動く？？
広がったら太るって
思ってました!!

骨盤が動くと、子宮はうれしい

近年ダイエットの話題に上がることが多かった骨盤。実は骨盤を締めすぎると、子宮は困ってしまうんです。子宮内膜がふかふかになって、子宮がしっかりと大きくなるためには、それを包んでいる骨盤の可動が大切。骨盤がしっかりと動いてこそ、子宮は元気な骨盤に支えられてイキイキと働くことができます。骨盤を締めればお尻が小さくなるのは事実ですが、締めるだけではダメ。筋肉で引き締めるのではなくて、外から力を加えて締めるなんてもってのほか。なぜなら骨盤は締まるだけではなく、緩めることも重要だからです。

骨盤がしっかりと動くといいことずくめです。生理や出産の時は骨盤の開閉がスムーズだとラクラク。痛みがあるのは、開きたいのにうまく開けていないサインです。骨盤がすんなり動けば、生理も出産もむしろ気持ちのよいものと感じるはずです。そして、骨盤がよく動くと腰まわりのぜい肉もつきにくくなります。お尻を小さくしようと一生懸命締め上げなくても、ウソみたいに健康的に引き上がるんです。さらに骨盤がしっかり開閉すると、セックスだって気持ちよくなります。開いた骨盤がキューッと締まり、そしてまたフワーッと広がる。この一連の動きが自分だけではなくお互いの快感を作り、より幸せなセックスができるようになるんですよ。

そして骨盤は、締めると集中力が増し、逆に広がるとリラックスできるなど、その動きは心の動きにも影響しているんです。例えばウキウキしている時は開いて少し上がり、ホッとしている時は開いて少し下がります。逆に骨盤が上手に開かずに固まった状態だと、心もリラックスできずにカチカチになってしまいます。ここが女性の心とカラダの不思議なところです。第2の脳といわれるほど大事な骨盤。ぜひとも柔軟に「動かせる女」を目指しましょう。

骨盤、頭蓋骨、肩甲骨は仲良く3つで動いている

骨盤が開いたり締まったりしている時、動いているのは骨盤だけではありません。骨盤からはるか遠く、関係ない場所のように思える頭蓋骨（後頭骨）と肩甲骨も一緒に動いています。骨盤が動くことでカラダの重心が変わるから、同じように連動する頭蓋骨と肩甲骨も一緒に動いて、バランスを保とうとしているのでしょう。だからその開閉がギシギシとしてスムーズにいかない人は、生理とともに頭痛や肩コリがひどくなったり、おっぱいが痛むほど張ってきたりするんです。

もし生理痛でカラダに痛む場所があったら、生理のためにその骨が一生懸命開こうとしている証拠。今月は骨の開きが悪いから生理になるのやーめた！　というわけにはいきませんから、カラダはたとえ骨の動きが悪く

ても、必死で開いてくれているんです。肩や腕が痛かったら肩甲骨を、頭が痛かったら頭蓋骨を、これからは必死にならなくても開くことができるようケアしてあげましょう。

とはいえ、骨は自分では動けません。実際に動かしているのは骨の周りの筋肉です。肩甲骨は、肩をしっかりと動かすエクササイズを。日頃から動かすことを心がけていれば肩甲骨が柔軟になり、普段の肩コリや首コリの悩みもなくなるはずです。そして頭蓋骨は、頭を軟らかくすること。頭蓋骨は小さな骨のピースがつながってできていて、そのつなぎ目で開いたり閉じたりしています。ここが軟らかく動くようにするには日頃からほぐしておくことが大切。リラックスして緩めたり、ゲラゲラ笑ってほぐしたりしましょう。

3つの骨を柔軟にすることで骨盤の動きもラクになり、生理前も生理中も快適に過ごせますよ。

子宮に関係深い3つの骨の動き

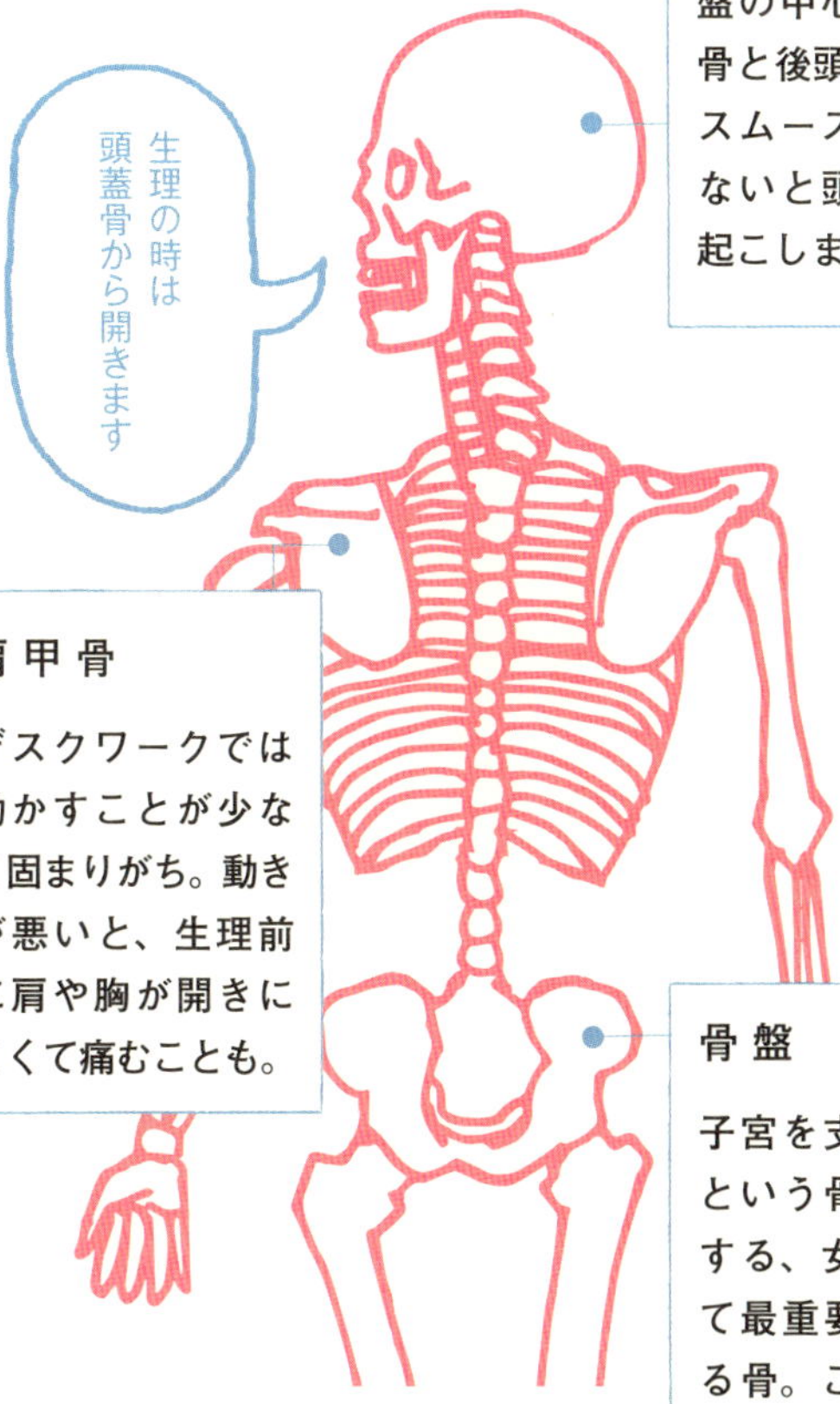

頭蓋骨

背骨を通じて、骨盤の中心にある仙骨と後頭骨が連携。スムーズに開閉しないと頭痛を引き起こします。

肩甲骨

デスクワークでは動かすことが少なく固まりがち。動きが悪いと、生理前に肩や胸が開きにくくて痛むことも。

骨盤

子宮を支える仙骨という骨を中心とする、女性にとって最重要ともいえる骨。この開閉が女性の幸福感の鍵。

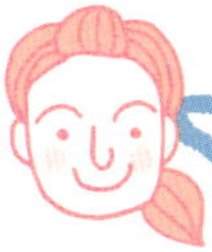

背骨を通じてつながっているから、骨盤をケアするとカラダのあちこちがスッキリしたりもするんだよ。

目を休ませることが子宮に大事!?

デスクワークで長い時間同じ姿勢を続けていると、肩が疲れて凝り固まるのはご存じの通り。長時間パソコンを見続けることで、目も疲れてしまいますよね。目は本来遠くを見る時は交感神経、近くを見る時は副交感神経をメインで使います。この2つの神経を交互に休ませながらバランスよく使うことで、人は自律神経を保っています。パソコンを使う時は2つの神経が同時に働いてしまい、目の神経が疲れてしまうんです。

交感神経はもともと遠くにいる獲物を狙う時、つまり昔の人のお仕事の時間に使われていました。現代人は狩りをしませんが、仕事の時はその緊張感から交感神経が働きます。しかし、目はパソコンという近い距離を見ているので、副交感神経も一緒に使ってしまうことに。この緊張は脳や背骨を通って、カラダ全体を、そして骨盤を緊張させてしまいま

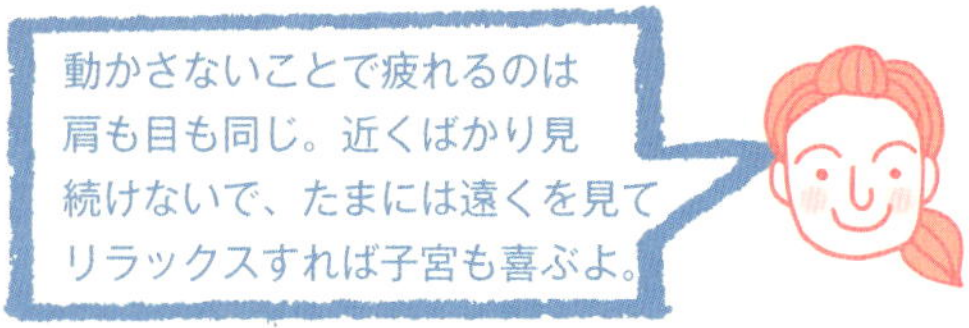
動かさないことで疲れるのは
肩も目も同じ。近くばかり見
続けないで、たまには遠くを見て
リラックスすれば子宮も喜ぶよ。

す。また仕事でなくても、メールやゲームなど視覚に偏った生活をしていると、神経はたくさんの情報を処理し続けてグッタリ。疲れ目と同時に頭がぼーっとしたり、気分が悪くなったことはありませんか？　これも2つの神経が疲れて自律神経が乱れている証拠です。

子宮の筋肉はホルモンや自律神経によって動いているので、自律神経の乱れは子宮に影響してしまいます。また神経の疲れで緊張した骨盤は子宮を固め、血行を悪くし、下半身太りを招くことも…。たかが疲れ目とあなどってはいけませんよ。

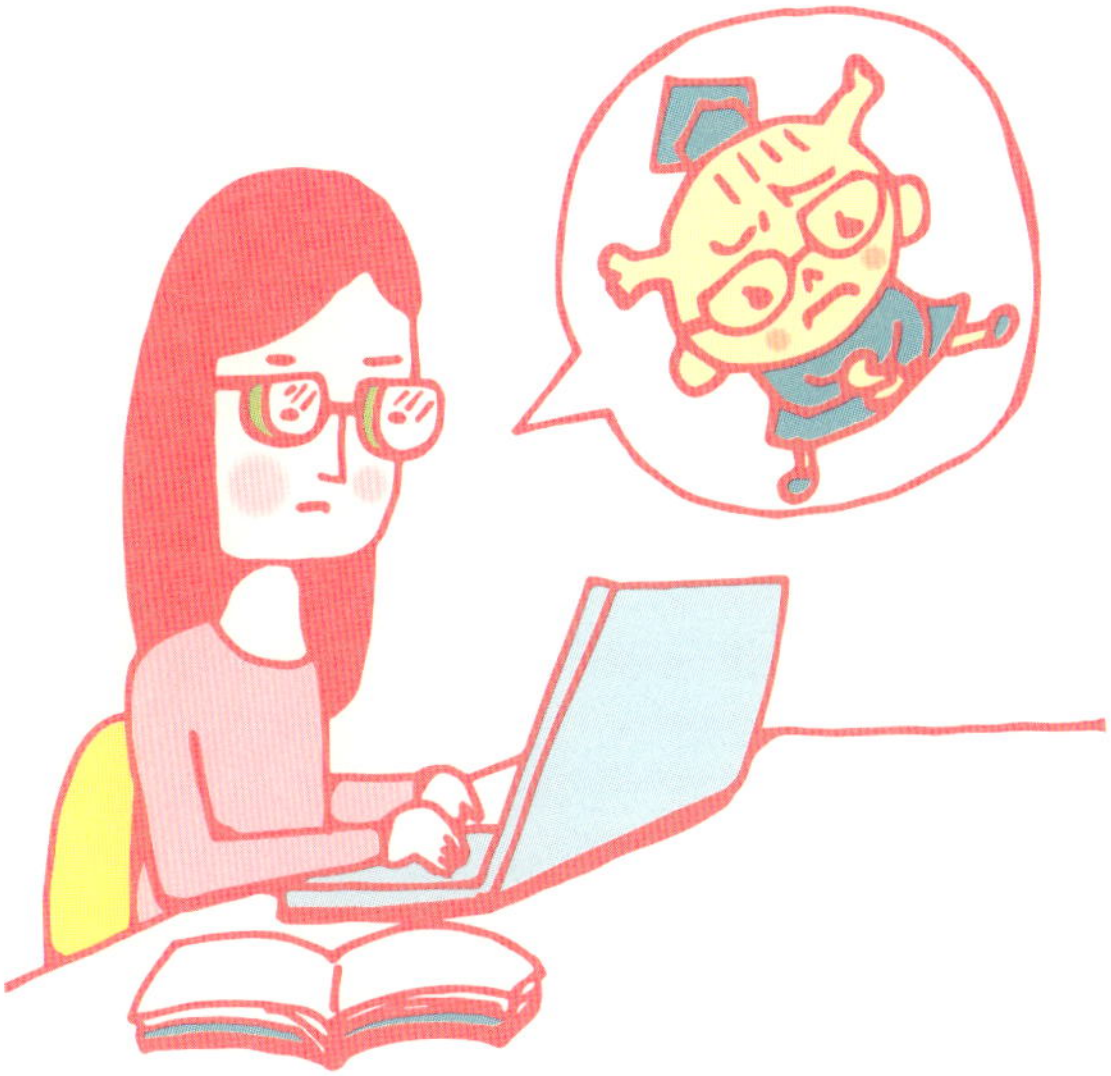

頭の疲れで子宮も緊張してしまいます！

目を酷使しなくても、頭がパンパンになって神経が疲れている人、要注意です！　実はこの疲れ、子宮にも信号が届いてしまっています。神経にコントロールされる平滑筋でできている子宮は、神経が疲れるとキューッと緊張してしまいます。中でも神経の親玉、頭の神経の疲れはもっとも重大。頭の疲れの原因は仕事や勉強だけではありません。見るものや聞くものの多い現代社会では、たくさんの情報を処理し続けて脳はグッタリです。疲れた神経を休めるには、毎晩ぐっすりと眠るのが一番！　早めにベッドへ向かいたいところです。

そんなに早くに眠れない…と嘆いている方もいるかもしれませんね。眠れない夜、悩みや不安で頭をいっぱいにしてはいませんか？　実はこれはパワーが有り余っている証拠です。頭が疲れていても体力は使って

「備えあれば憂いなし」と準備をするのはいいことだけど、行き当たりばったりに“今”を楽しむのも大切だよ。

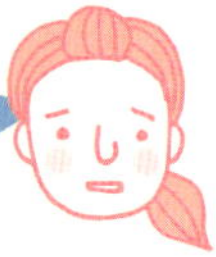

いないから、その余ったエネルギーで、考えても仕方がないことをあれこれ考えてしまっているのです。

「ああなったらどうしよう」「こう思われたらどうしよう」と、まだ起きてもいないことや、答えの出ない不安に思いをめぐらせていると頭が緊張して、ますます神経が疲れてしまいます。

せっかくなら「こんなことが起きたらいいいな」と未来を楽しく空想してみてはどうでしょう。そうすれば子宮も脳も喜ぶはず。それでもだめなら、カラダが疲れるまで運動を。きっとぐっすり眠れますよ。

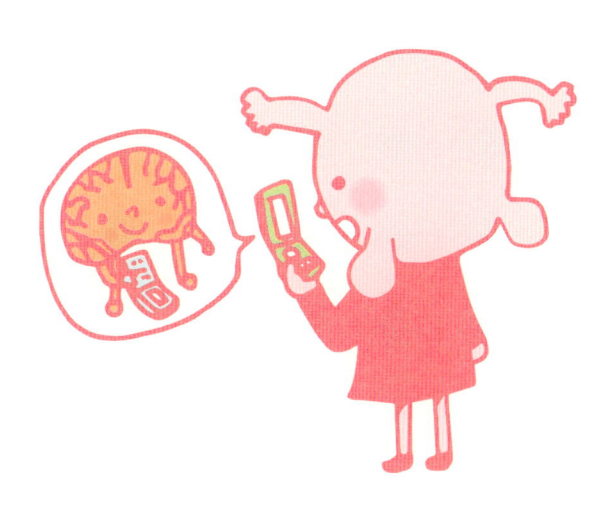

column

骨盤の動きを自分でチェックしてみよう

骨盤は、普段でもホッとリラックスしただけで開き、気を引き締めると同じように締まるの。でも骨盤が固まっていると、気持ちはリラックスしたいのにうまく開かなくて、なかなかホッとできないという場合も。カラダのためにも心のためにも、骨盤がちゃんと動くかどうかセルフチェックしてみよう。椅子に軽く座ってゆっくりと呼吸をするだけで確かめられるよ。

カラダは日々変わっていくもの。骨盤の開き方も日々変わるから、お風呂上がりなどリラックスしやすい時に「今日の骨盤はどうかなー?」とチェックしてみるといいね。初めはピンと来なくても、セルフチェックを続けているとだんだんわかるようになってくるよ。リラックスしたい時や集中したい時、心と骨盤、そして呼吸と骨盤の関係をつかんでいると、「今は開きたいなー」とか「ちょっと締めよう!」って、動きを意識することができて、気持ちの切り替えがラクにできるようになるんだよ。

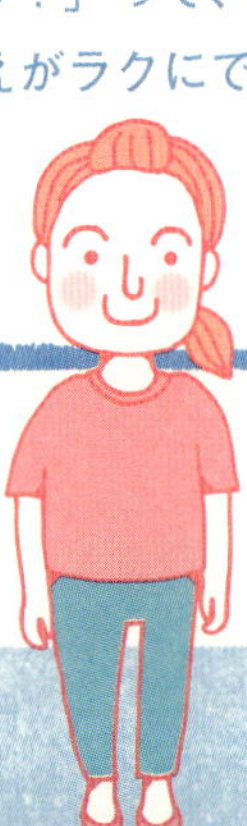

自分でやってみよう
簡単骨盤セルフチェック

1 お腹に手を軽く当てて呼吸をします。呼吸に合わせてお腹が膨らんだりへこんだりするのを感じてみましょう。

2 今度は骨盤（お尻）に軽く手を当てて呼吸をします。呼吸に合わせて、お腹と同じように骨盤が動いているかを感じてみましょう。

3 手の位置をお尻、腰、真ん中あたり、横の方・・・と、いろいろ変えて、骨盤のすみずみまで息が深く吸い込まれているか確かめましょう。息が深くなって、オマタまで息が入るようになったらバッチリです。

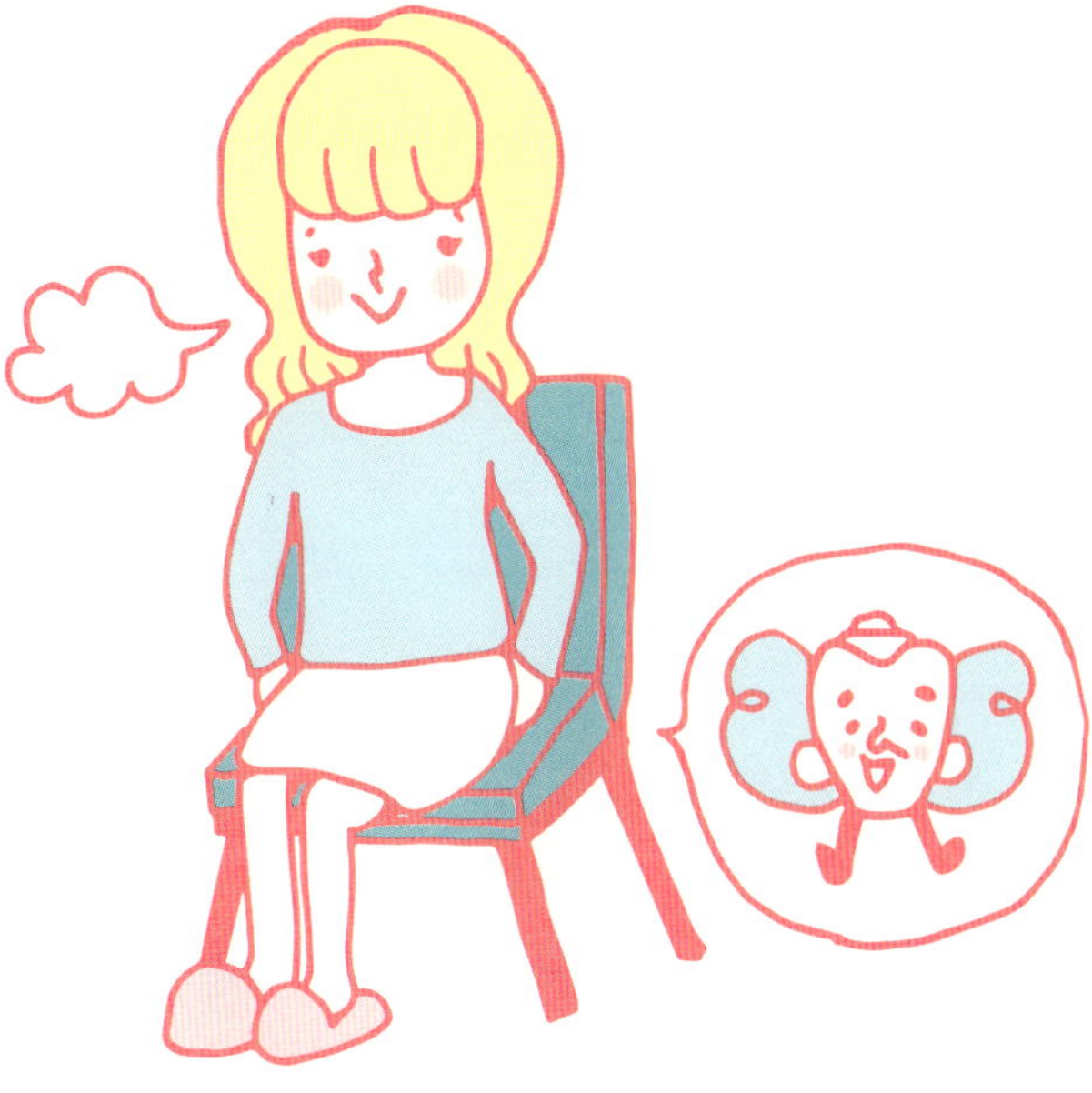

part 2

心とカラダはつながっている
ハッピーオーラで
子宮がイキイキ！

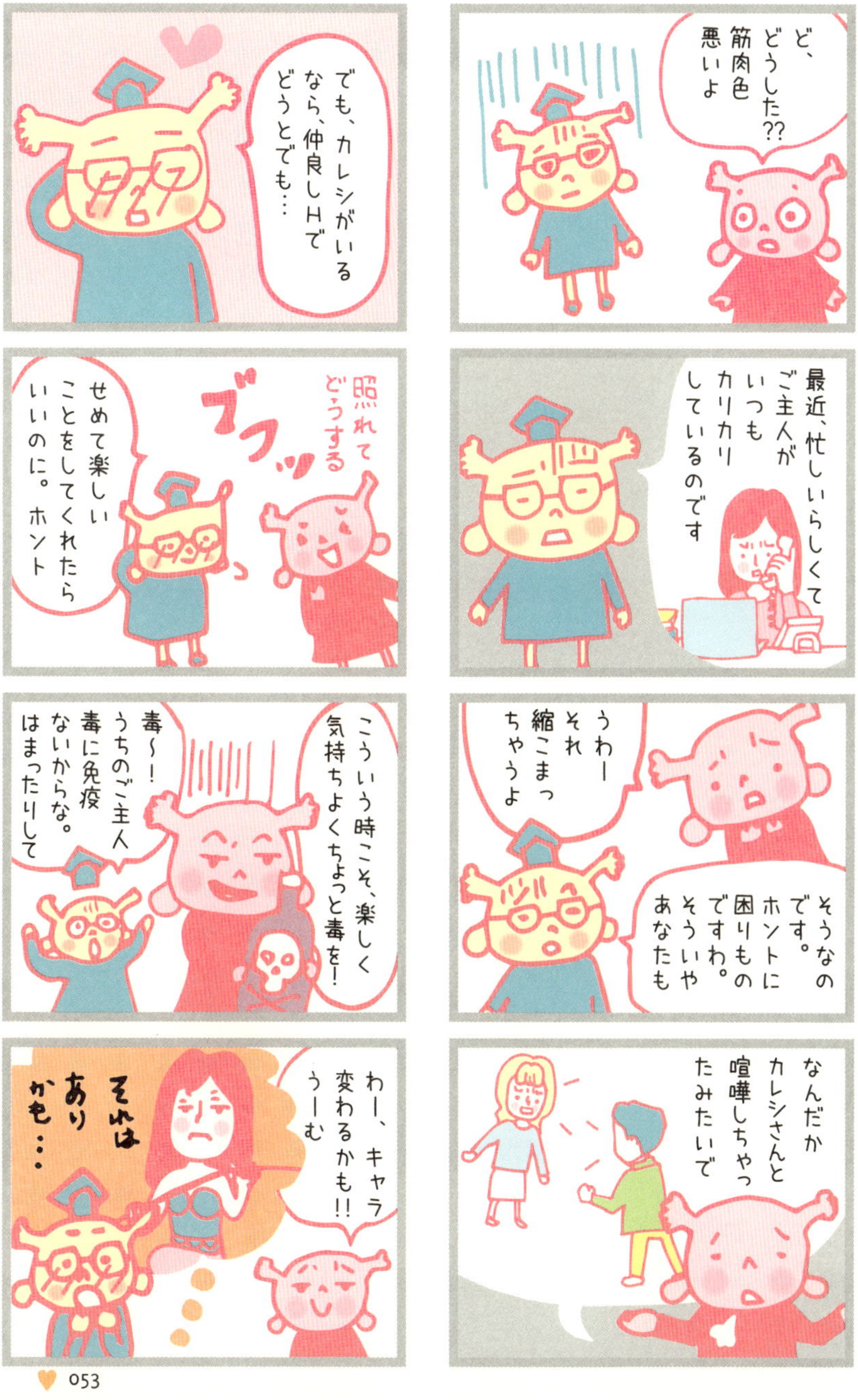
ど、どうした?? 筋肉色悪いよ
最近、忙しいらしくてご主人がいつもカリカリしているのです
うわー それ縮こまっちゃうよ
そうなのです。ホントに困りものですわ。そういやあなたも
なんだかカレシさんと喧嘩しちゃったみたいで
でも、カレシがいるなら、仲良しHでどうとでも…
照れてどうする
ブフッ
せめて楽しいことをしてくれたらいいのに。ホント
こういう時こそ、楽しく気持ちよくちょっと毒を!
毒〜! うちのご主人毒に免疫ないからな。はまったりして
わー、キャラ変わるかも!! うーむ
それはありかも…

女性は骨盤が開くと幸福を感じる!?

忙しい時に限って
生理痛がひどくなるの
どうしてかな？

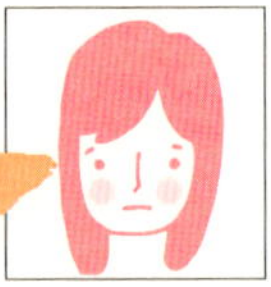
マジ子

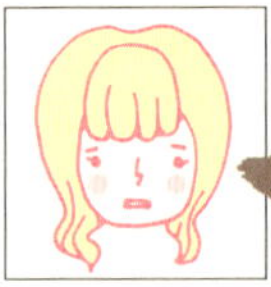
フジ子

私は生理前にイライラしちゃう
彼とケンカばっかり
終わるとそんなことないのだけど。

子宮と心とは
つながっているから
影響されちゃうんだね。

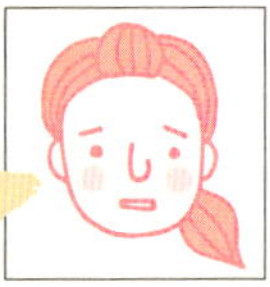
まゆみ先生

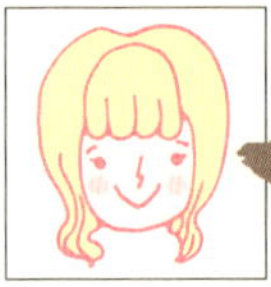
フジ子

あれれ？　子宮で
気持ちが左右されちゃう
っていうことなの？

女の人は骨盤の動きで
幸せを感じることが
できるんだよ！

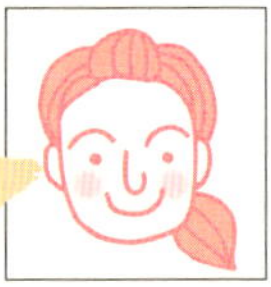
まゆみ先生

女性は骨盤が開くと、なぜか幸せを感じる!?

心とカラダがセットで動いているのは、とても不思議で面白い事実。例えば気持ちがホッとすると、骨盤は開いて下がるのがわかりますし、緊張が続くと胃が痛くなるように、子宮も縮こまってしまうんです。

実は、心がカラダに影響するように、カラダも心に影響します。骨盤を締めると気持ちもついつい緊張するし、開くとゆったりした気持ちに、それも幸福な気持ちになるんですよ。例えば大好きな人とのセックスの後や、順調な出産の後に来る幸福感はまさにそれ。骨盤が締まっているところから開く時に、幸せを感じるようにできているんです。スムーズに開閉できるように骨盤を整えることは、幸福を感じられるカラダになることなんです。

ところが、骨盤が動きづらくなってしまうと心もカチカチに。不安や心配でつい頭がいっぱいになってしまい、考えごとで神経がグッタリします。神経が疲れると、さらに骨盤もキュウキュウと固まってしまい、子宮も緊張。すると生理はつらく、妊娠もしにくく、下半身にはお肉がつき、肌も荒れて…、またまた悩みで頭がいっぱい。これこそ心とカラダの最悪なスパイラルですね。

こんなスパイラルにはまっている人は、あれこれ悩む前にスムーズに動く骨盤を作ってあげましょう。ずっと解決しなかった悩みが、骨盤が動くようになった途端に気にならなくなることも。女性はそのくらいタフで柔軟で、いい意味でふてぶてしい生き物。柔軟な骨盤さえあれば笑って生きていける、とても強い存在なんです。だから生理や出産というダイナミックなカラダの変化にも平気で順応できるんでしょうね。

骨盤の動きを整えると心も
カラダも整って、人生がイキ
イキするんだから、女性の
幸せは骨盤にありだね。

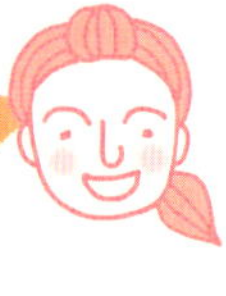

頑張り屋さんの子宮はつらい

キレイになりたい！　女子力をアップさせたい！　と、目標を持って頑張る姿はとてもステキです。カラダにいいものを食べたり、ダイエットのためにケーキを我慢したり、勉強に勤しんだり…。でも「こんなに頑張っているのに、どうしてうまくいかないの！」とイライラしてはいませんか？　一生懸命頑張るのはとてもステキなことですが、頑張りすぎてイライラすると、骨盤も子宮も緊張してしまいます。楽しいなと思えなくなったら頑張りすぎ。骨盤や子宮が元気をなくすと、頑張ってもなかなかキレイになれないし生理もつらいしで、ますますイライラが募ってしまいます。時々サボったりしながら楽しく続けている人の方が良い結果を得やすいので、頑張りはほどほどにね。

「正しいこと」だけが「いいこと」じゃない

この本を手に取ってくれたあなたは、きっと真面目に子宮のことを考えているのですよね。もしかするとこの本が最初の1冊じゃないかも。ネットでもたくさんの情報をチェックしているのではないでしょうか。きっと適度な運動をして、しっかり睡眠を取って、お友達とも遊んで笑って楽しんでいる人も多いのだろうなと想像します。

そんな頑張っているステキ女子のあなた！　今持っているたくさんの知識を、ちょっと横に置いてみましょう。実はステキな女性の中にも子宮ひんやりさんがいるんです。それは「カラダにいいこと」とか「女性として、人として正しいこと」を頭の中にいっぱい持っていて、ついつい満点を目指してしまうタイプ。お仕事でも家事でも趣味でも、カンペキに〝こなす〟ことが大好きな優等生さんは、楽しくやっているつもり

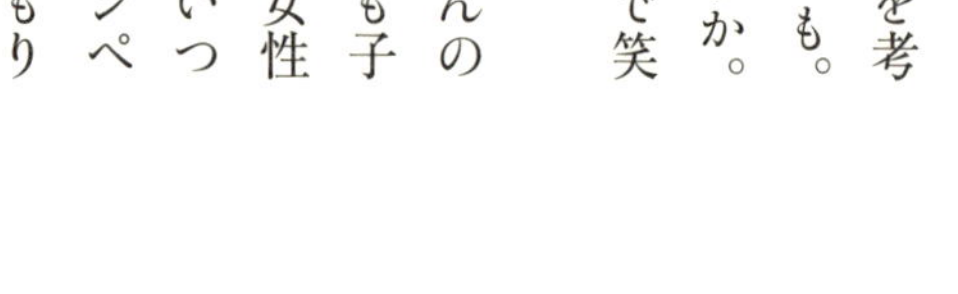
ふかふかの子宮には
何でもどーん！　と受け止める力があるの。全部受け止めて笑える方がいいよね。

でもカラダが強張っていて、子宮も骨盤も緊張している人が多いんです。

失敗したらイヤ。怒られるかも、呆れられないかな？　と、ちょっとドキドキするかもしれないけれど、普段しっかりしているあなたなら、ちょっとドジを踏んでもご愛嬌。もしかしたら「あれ、かわいいな」と思われるかも。

満点を目指さないで、たとえ失敗しても「まー、いっか」と気楽に受け止めてみて下さい。ゆったりした気持ちで失敗も楽しめるようになると、子宮も「受け止めますよ！」とふかふかになりますよ。

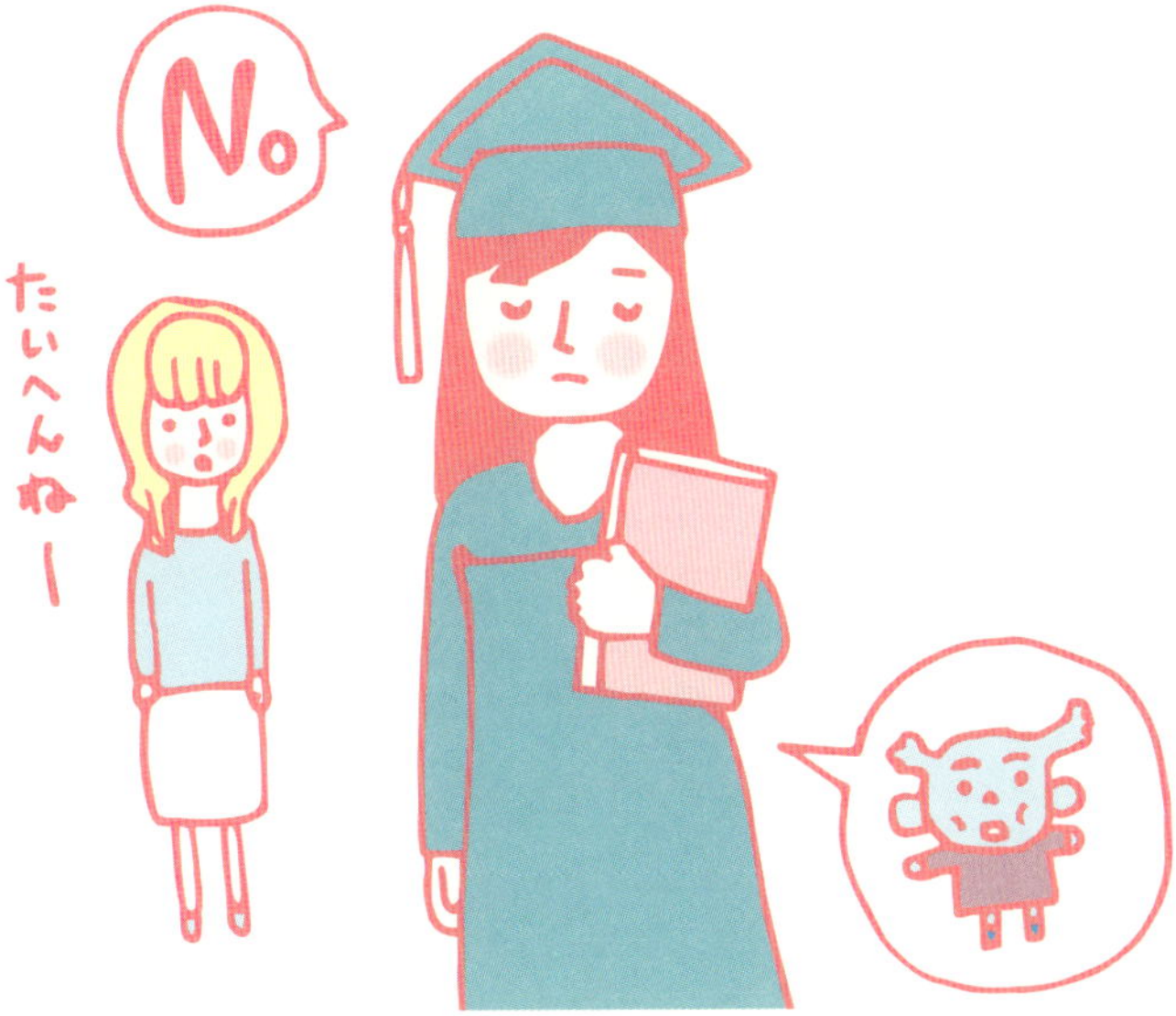

子宮で男心もつかんじゃいましょう！

子宮は心の動きと密接な関係があります。そもそも、子宮はホルモンや自律神経に左右されて動いている筋肉組織。特に、生理前にイライラしてしまう人はそんな時に、カレや上司と派手に衝突！　なんて経験をしたことがある人もいるのでは？　でも、ここで理解されないことに怒り、男性と張り合っていてはもったいないのです！　男女のカラダの違いは一目瞭然。心とカラダが密接な関係にあるということは、カラダがまったく異なる男性と女性は、心も得意なことがまったく違って当たり前なんです。

男性のカラダは骨も筋肉も硬くて直線的。思考や行動も一直線に進んでいくのが得意です。純粋でまっすぐなので、女性のささいなひと言でズーンと傷ついてしまうことも。対して女性のカラダは柔らかくて曲線

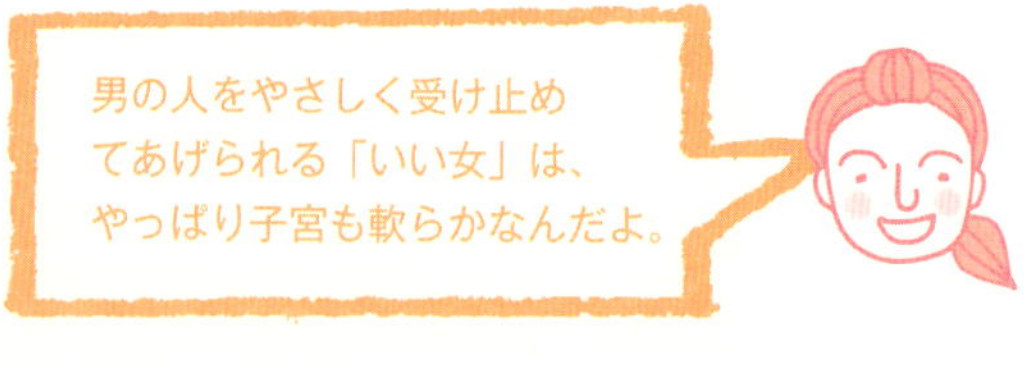
男の人をやさしく受け止め
てあげられる「いい女」は、
やっぱり子宮も軟らかなんだよ。

的。思考や行動も柔軟に変化させながら状況に順応していくのが得意。

だから傷ついても、すぐ元気になっちゃうんですよ。

どうしてこうしてくれないの！　などと悩むほど子宮は緊張し、違うものだから仕方ないわと受け入れれば子宮もふんわり。女性特有の柔軟さで男性を受け入れれば…男性はイチコロです。きっと、一直線の愛情をあなたに向けてくれますよ。

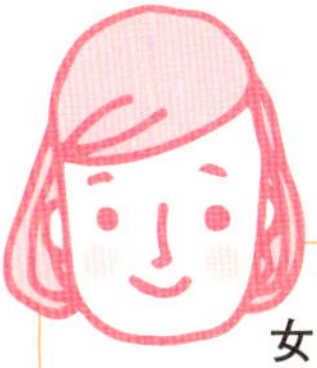

女子の心は・・

包容力と柔軟な適応力を持っているのでナイーブなように見えても実は多少のことではビクともしません。ムカつくことやつらいことがあってもすぐにリセット！　状況に対応しながらどんどん次に向かえます。

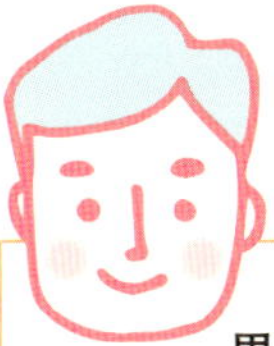

男子の心は・・

本来は猪突猛進。1つのことに集中するのが得意。ただし純粋な分、とっても傷つきやすくて繊細。女性にはささいなことに思えたとしても、傷ついて立ち上がれなくなることも。

子宮も骨盤も喜ぶ！ 2つの性欲と上手につき合おう

パートナーと心のつながりが生まれたら、カラダも1つになりたくなりますよね。大切な人との愛を深めたい！ その気持ちはとてもステキで自然なもの！ 妊娠しやすい排卵日になると自然と性欲が高まるし、骨盤が締まります。でも、生理前にも性欲が高まることがありませんか？

実は性欲は大きく2つの種類に分けられます。1つは生殖器としての役割を果たす、「種の保存」という意味合いでの欲求。これが、排卵日のころに起こる性欲です。もう1つが、生理に向かって骨盤を開きたいとダイレクトな刺激を求める、生殖に関係しない欲求です。

生理の前の性欲は、骨盤が緊張しているサイン。骨盤が緊張しているとつらくなってしまうので、カラダが「そろそろ骨盤を緩めましょう」と教えてくれているのです。セックスで気持ちがよくなると、骨盤は一

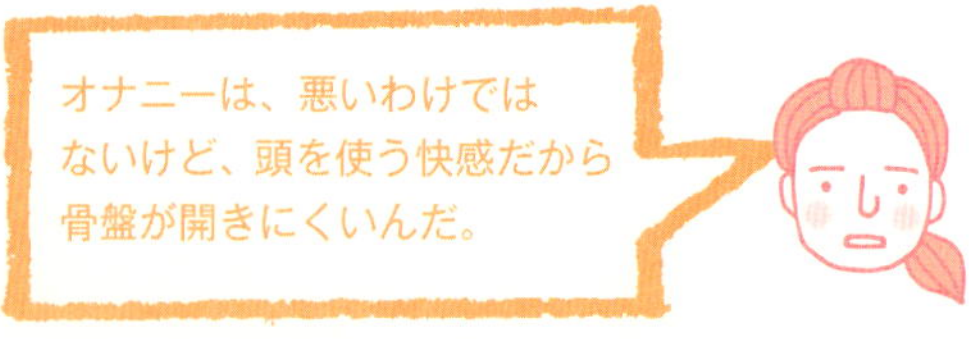
オナニーは、悪いわけではないけど、頭を使う快感だから骨盤が開きにくいんだ。

度キューッと締まります。そして締まった反動で骨盤がフーット緩む、この動きを生理前のカラダは求めています。逆にいうと、生理に向かってきちんと動ける骨盤になっていると「生理前だから、セックスしたい！」という欲求はなくなるというわけ。

大好きなカレとのセックスは、特に骨盤がゆったり緩んで深いリラクゼーションが得られます。このようなセックスは1回でも大満足できるし、しっかりと骨盤が動くので、中の子宮も大喜びです。

性欲があることを恥ずかしがる女性もいますが、あって当然のこと。大人の女性として、ぜひ性欲と上手におつき合いをしたいですね。

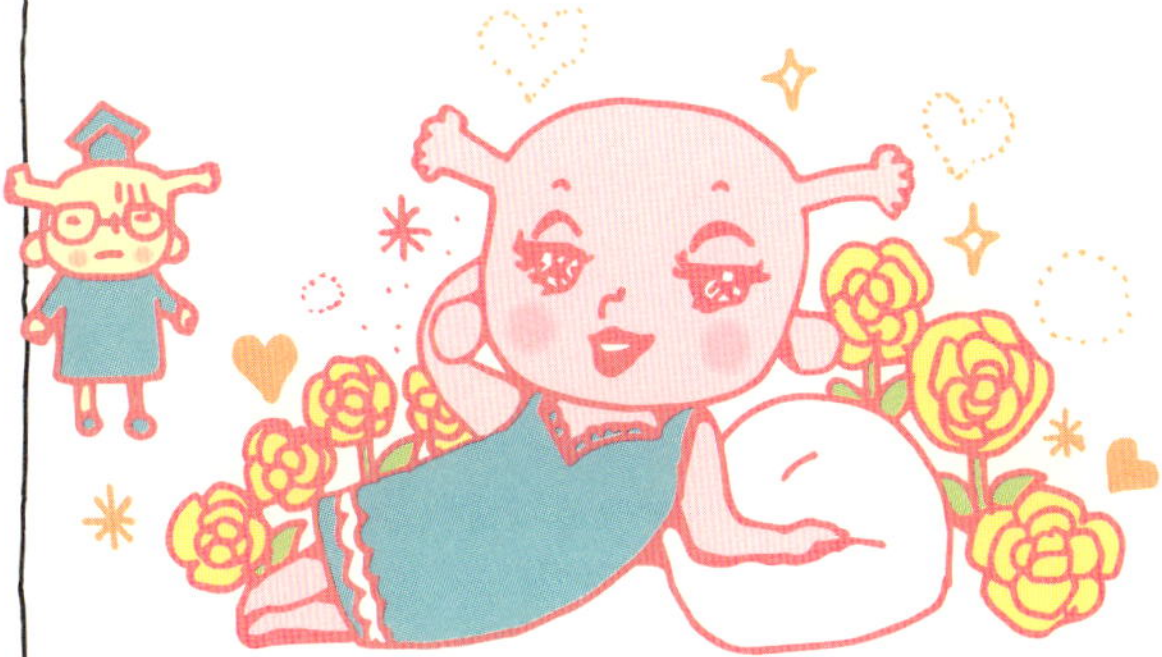

その疲れ、心の疲れ？カラダの疲れ？

カラダを動かさなくても快適に生活ができてしまう現代社会。その分たくさんの情報の処理に神経をたくさん使い、心はくたくた。そんな心の疲れをカラダの疲れと錯覚して動くのがイヤになってしまうと、肉体は疲労していないのでカラダはエネルギー過剰状態に。こうしてあり余ったエネルギーを発散しようとしてパワーを消耗しやすい〝負の感情〟を連れてきてしまうんです。不安や恐怖、恨みに妬み、これらの感情はとてもパワーを使うんですよ。

悩み始めてしまう人はカラダに余っているエネルギーを使うように、今の悩みが解消しても、また次から次と悩みの種を見つけてきては、エネルギーが切れるまでせっせと悩みます。長々と悩めばエネルギーは発散されますが、骨盤も子宮もキュウキュウと緊張。その縮こまった骨盤や子宮がまた緊張や不安を生み出し、生理をつらくして動きたくないという悪循環に。ところが思いきりカラダを使ってエネルギー切れの人は、どうでもいいことに悩む間もなくぐっすり眠ってしまうので、骨盤も子宮もリラックス。生理や出産もラクラクで、ますます幸せになれるんです。「あの子は幸せでいいなぁ…」なんて負のオーラに包まれてしまったら、カラダを動かしてエネルギーを発散しましょう。あなたにもきっと幸せが訪れますよ！

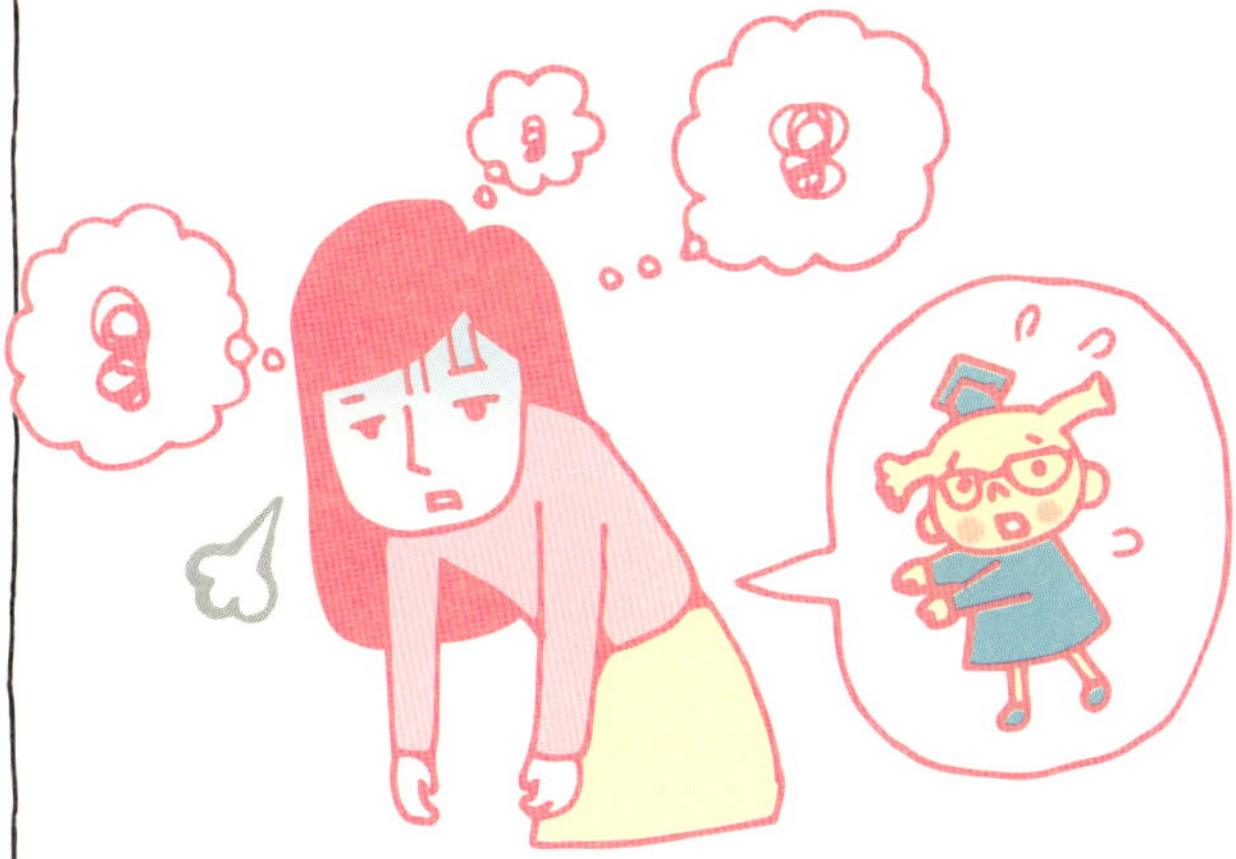

頭疲れの余剰エネルギーは上手に発散しよう

例えば、ホラー映画やジェットコースターで、絶叫したり震え上がったり。恐怖はエネルギーをたくさん消耗させてくれます。悩んでいたのにお化け屋敷で気分がスッキリ！　ということもよくあるんですよ。どうせならエネルギーは、悩むことより、やさしい方法で子宮やカラダに使いたいもの。その方法をいくつかご紹介しましょう。

・カラダを動かして、肉体を疲労させる（ダンスやマラソンは最高！）
・大声で笑ったり、絶叫マシーンで叫ぶ（カラオケもいいよ！）
・不安で眠れなくなったら、夜の散歩に出かけてみる（風邪に注意！）

特にウォーキングは下半身の血行がよくなるので子宮には一石二鳥。悩みも歩きながらだと、前向きなところに着地しやすいんですよ。

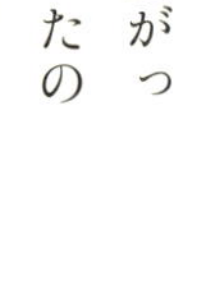

友達の悩みを聞く時も、ぜひ外に連れ出して！　気持ちが前向きにスッキリするよ。

column

人間だって動物だもん 季節をカラダで楽しもう！

人のカラダはとっても不思議。季節によっていろいろとカラダが変化するんだよ。

春はなんだかウキウキするよね。動物は恋をして、植物は花開く季節。実は人間もパーッと開くんだよ。春は１年で１番骨盤が開く季節なの。だから気分がウキウキしちゃう。生殖器も活発になるから恋したくなるんだよ。

なんだか騒ぎたくなるのって夏に多くない？　それは胸が大きく開く季節だからなの。深呼吸が気持ちいいから、歌ったり、大声で盛り上がったり、有酸素運動をしたくなるんだよね。まさに発散する季節！

人恋しい秋はしっとりとしてくる季節。整体的には泌尿器系の季節でもあるの。夏の疲れが癒された後、夏にバーッと開いていたカラダが冬に向かって閉じ始めるんだね。いろいろなことの密度が上がる時期だから、物事をじっくり楽しむのにピッタリなんだ。

そして冬は骨盤を中心にしっかり閉じて、熱を逃がさないようにしているの。集中力がアップするから、細かいことをするのが楽しいはず。勉強にも向いてる季節だね。

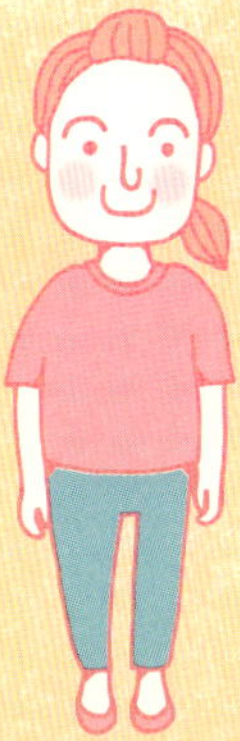

“カラダの旬”を知っておくと対処の仕方も変えられるし、もしうまくいかなくてもこんな時期だから仕方ないって気持ちもラクになる。いろんな季節を楽しめるのは四季のある日本人の特権！　カラダの変化もぜひ楽しんでね。

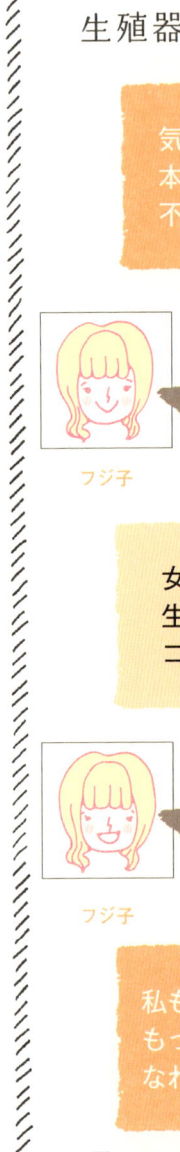

生殖器を元気にするための3ヵ条！

気持ちとカラダって
本当につながってるんですね
不思議だな～

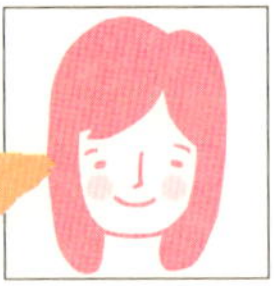
マジ子

フジ子

特に女の人は
それを感じやすいんだね
知らなかった！

女のカラダは面白いね
生殖器をイキイキさせる
コツを教えてあげるね。

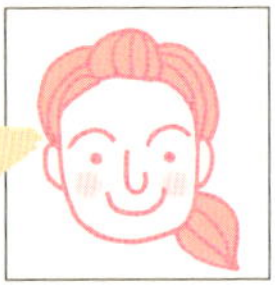
まゆみ先生

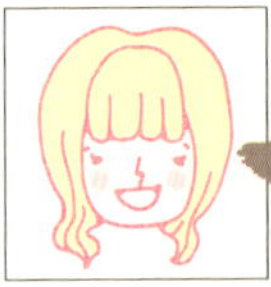
フジ子

コツって何なに？
早く知りたい！
教えてくださーい！

私も知りたい！
もっとハッピーに
なれるかしら!?

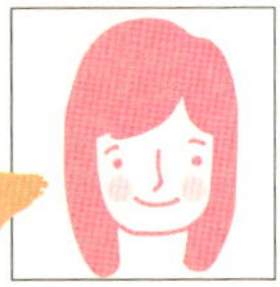
マジ子

生殖器を元気にする3カ条

子宮が元気でいるためには、元気なカラダでいることはもちろん、女性ホルモンや自律神経にかかわる〝心〟が元気でいることも大切というのはわかっていただけましたか？

カラダと心はお互いが強く影響を及ぼし合う関係にあります。そしてその関係の中心ともいえるくらい影響力が強いのが、子宮や骨盤をはじめとした女性の生殖器。女性は生殖器が元気で幸せだと、気持ちも「幸せだなー」と感じるようにできています。だからこそ生殖器の元気は女性の幸せな人生にとって重要なんです。では、女性の幸せの鍵を握っている生殖器を元気にするために、とても簡単で、でもとても大切な3カ条を伝授しましょう！

生殖器3か条

はじめに！

楽しいことをすること

気持ちがウキウキすると、骨盤は開いてちょっと上がります。楽しくてついお尻を振っちゃうことはありませんか？これも骨盤の動きを良くして、生殖器を元気にしてくれるんですよ。

子宮は女性ホルモンと自律神経でコントロールされていますが、楽しく充実している時は脳からドーパミンが出て、女性ホルモンのバランスを整えてくれます。また幸せー、癒されるーという時はセロトニンが出て、自律神経が整います。だから楽しい、幸せと感じている時は、生殖器も幸せを感じているんですよ。

ただし「じゃあ、みんなが楽しいと言っているところに遊びに行けばいいのよね！」というわけではありません。楽しみは人それぞれ。お家で猫と遊ぶことが楽しいなら、それでいいんです。自分が「楽しいなー」と感じることをして下さいね。

生殖器3か条

次に！ 気持ちがいいことをすること

お風呂にゆっくり浸かったり、温かなお布団で眠ったり、大好きな人とセックスをしたり。気持ちいいなーとリラックスすると、生殖器も一緒にリラックス。骨盤はフワーッと開いて、子宮もふんわり軟らかくなります。

カラダにいいことをしたいなら、運動でも休息でも食事でも、自分が気持ちいいと感じることをするのが一番。「気持ちいい」という感覚は、今カラダが何を求めているかを教えてくれるガイドです。カラダの声を聞いて、〝今の自分のカラダ〟にいいことをすると、心もカラダもほっとリラックス。生殖器もゆったりと緩むんですよ。

生殖器3か条

最後に！

ちょっとだけ毒を与えること

カラダの声を聞いていると、今日はハンバーガーを食べたいとか、お酒を飲んで遊びたいと望む声が聞こえることがあります。そんな時はダイエットや健康に四角四面にならないで、ちょっとだけ寄り道を。「清く正しく一直線！」だと骨盤は締まってしまいますが、脇道にちらりと目をやる感覚はなぜかカラダが開き、骨盤もふっと開くんです。ちょっとだけ悪口を言ってみたり、カレに内緒でイケメン俳優にときめいたり。女性は生活に少々スパイスをあげると、緊張感が取れて骨盤もフワッ。生殖器がイキイキしてくるんですよ。「悪口なんてダメよ！」とかたいことを言わずに、どうしても言いたい時はほんのちょっとだけ言ってみましょう。

大切なのは、今の道から〝ちょっとだけ〟脇道に外れて視野を広げてみる感覚です。ずーっと外れてしまったら、それはもう脇道とはいえませんよ！

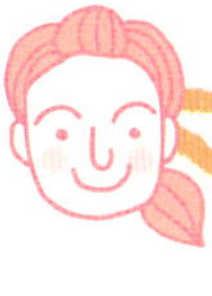
ほら、子供の時のいたずらを思い出してみて！　毒ってあんな感じ。ちょっとだけ悪いことしてるっていうワクワク感が生殖器は大好きなんだ。

part 3

美子宮のための子宮活エクササイズ

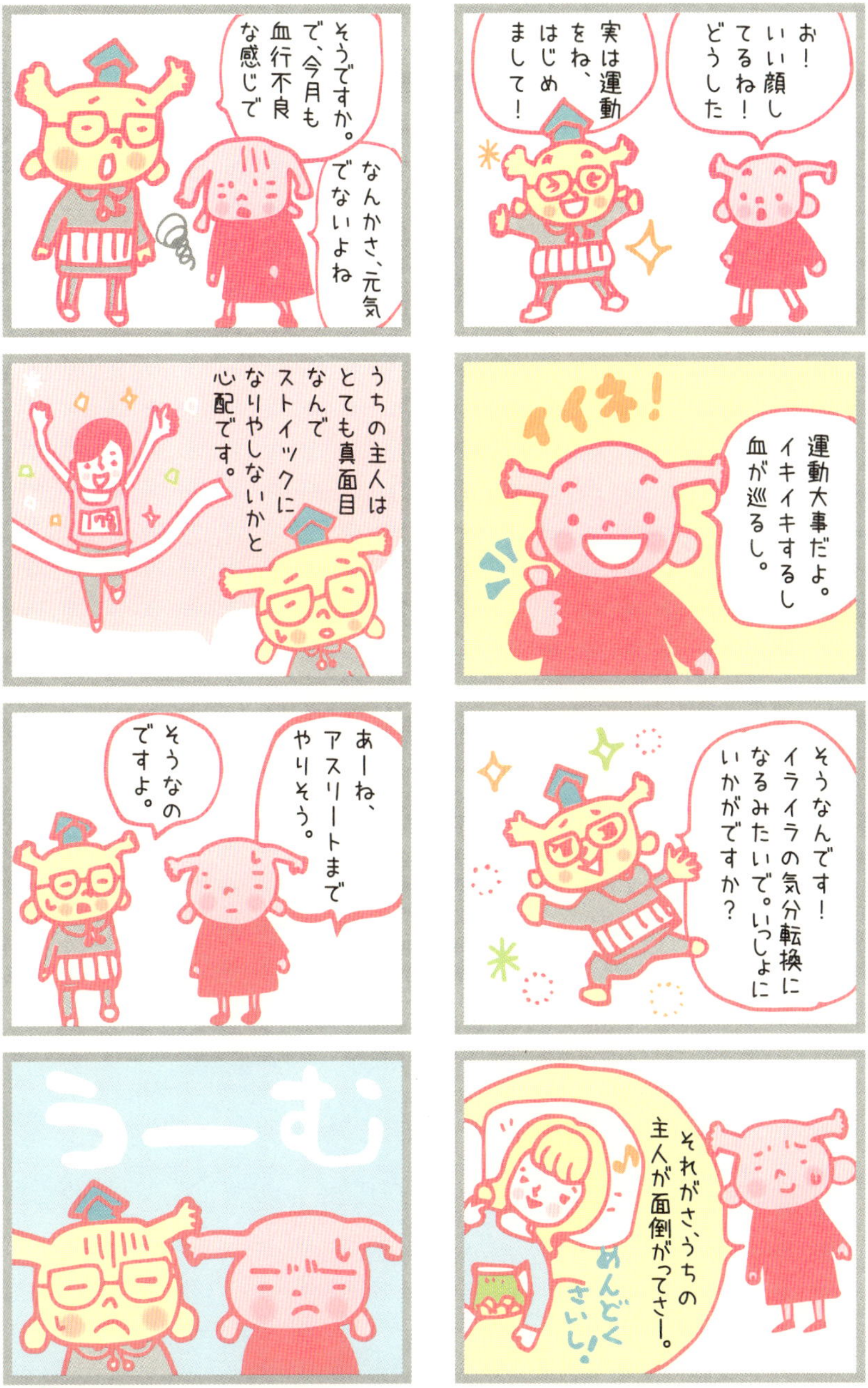

お！いい顔してるね！どうした
実は運動をね、はじめまして！
イイネ！
運動大事だよ。イキイキするし血が巡るし。
そうなんです！イライラの気分転換になるみたいで。いっしょにいかがですか？
それがさ、うちの主人が面倒がってさー。
めんどくさいし！
なんかさ、元気でないよね
そうですか。で、今月も血行不良な感じで
うちの主人はとても真面目なんでストイックになりやしないかと心配です。
あーね、アスリートまでやりそう。
そうなのですよ。
うーむ

子宮をイキイキさせる方法

２人に問題だよ。
子宮を元気にさせる
一番の方法は何だと思う？

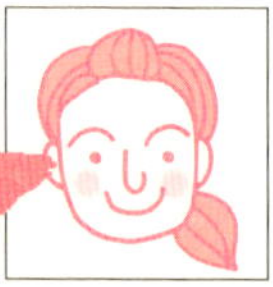

まゆみ先生

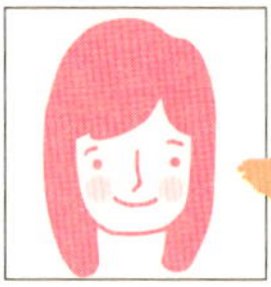

マジ子

子宮を元気にする方法…
私わかっちゃいました！
とにかく温める！

正解！　簡単にできる
方法はね、運動すること
これが一番てっとり早い！

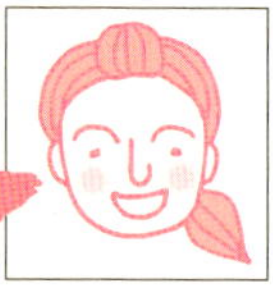

まゆみ先生

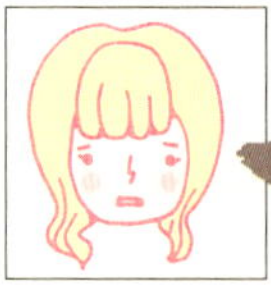

フジ子

え～、運動かぁ～
運動苦手なんですねぇ。
普段動かないし～

ははは！
じゃあ、すぐできる
方法を教えてあげよう

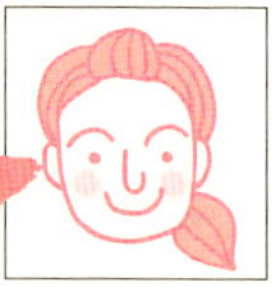

まゆみ先生

温めると子宮はふんわりキレイ

私って生理痛が重いし、ついついイライラしたり不安で眠れなくなったりするし、きっともう子宮が冷えきって縮んでしまっているんだわ…と落ち込む必要はナシ！　カラダはいつからだって変えられます。特に女性は生理というリセットのチャンスを持っています。冷えてしまったと思ったら、温めるところから始めてみましょう。今日から始めれば、来月には今までと全然違うラクな生理が訪れるかもしれません。さあ、始めるなら今です！　さっそく子宮をほかほかに温めましょう！

こんなあなたの子宮は冷えがち

特にデスクワークの人や、運動が苦手な人の中には冷え性で悩んでいる人がいるのでは？　つま先や指先の血行がよくない人は、子宮にも血が巡らずひんやりしていることが多いんです。温かなカラダで心地よく過ごすために、そして子宮の血行をよくするために、歩いたり走ったりしてできるだけ足腰を動かしましょう。また、動いているけれど夜遊び大好きで寝不足とか、刺激的なことが大好き！　という人も要注意。十分に睡眠を取って神経を休めないと、神経の疲れが子宮の動きを悪くして縮こまらせてしまいます。それに大音量の音楽や過度にスパイシーな食事は脳を刺激してカラダがピリッと引き締まるので、元気が出る気がして気持ちがいいのですが、そんな刺激がいつもだとカラダは緊張しっ放し。その緊張が子宮も緊張させて血行を悪くしてしまいます。テンションが上がる刺激的なことは、たまに楽しむくらいにして、子宮が安心してふんわりできるようにしてくださいね。

こんな子宮が冷えがち

◯運動不足の人

平日はデスクワーク、休日はお家でゴロゴロ。足腰を動かさないと、子宮まわりの血行が悪化して、子宮がひんやりしてしまいます。

◯寝不足の人

眠りは神経を休ませるためにとても大切。よい睡眠でしっかり疲れを取らないと、子宮にも疲れが伝わり、縮こまってひんやりしてしまいます。

◯刺激好きな人

スリル、スピード、激辛などなど。ピリッと気持ちいいかもしれないけれど、カラダの緊張は子宮にも伝達。あまり続くとひんやりしてしまいます。

子宮に触ってみよう

リラックスして仰向けになり、下腹部にそっと手を当ててみましょう。通常は恥骨から指3本分くらい上にあるのが子宮です。お腹にそっと手をのせるだけでOK。

ふかふかのよい子宮は軟らかくて、温かいお腹のどこにあるのかよくわかりません。お腹がひんやりと感じたら血行が悪くなっているサイン。子宮が縮んで小さくなっていたり、骨盤底筋が緩んで子宮が骨盤の底に落ち込んでいることも。また硬いかたまりを感じたり、縮んでいる感じがしている時は、子宮筋腫や、子宮が縮んで小さくなっている可能性や、骨盤底筋が弱くて子宮が恥骨あたりまで落ち込んでしまっていることも。特に排卵や生理でお仕事中の子宮は温かいはずなので、この時にひんやりする人は婦人病にかかる危険が！　念入りにケアして下さいね。

カラダを動かせば子宮ポカポカ

ひんやりお腹の中で子宮は、寒さに縮こまって震えています。機能しなくなる前に、大至急温めてあげましょう。温かいお風呂や足湯に浸かったり、お腹にカイロを当てるのもよいのですが、外から何かで温めるよりもカラダを動かして血のめぐりをよくしたほうが、お腹の奥から温まるし自然と筋肉が鍛えられて体幹もしっかりしてくるのでオススメです。

特に子宮を元気にするために重要なのは下腹部の血行。下腹部の血行をよくするには足腰をよく動かすことが大切なので、ウォーキングが簡単でもっとも効果的。足腰がしっかりと動くように、できるだけ大きな歩幅でテンポよく歩きましょう。運動が苦手な人でも、歩くだけなら簡単だから毎日でも続けやすいですよね。

このためのウォーキングシューズやウエアなんていりません。普段履いているヒールのパンプスでも、歩幅や歩き方に気をつけるだけで十分です。朝はその日の仕事の流れを考えながら歩くと、血のめぐりがよくなり頭に酸素が行き渡るので、シャキッと冴えて効率的。颯爽《さっそう》と歩いて通勤なんて、かなり女子力高いですよ！

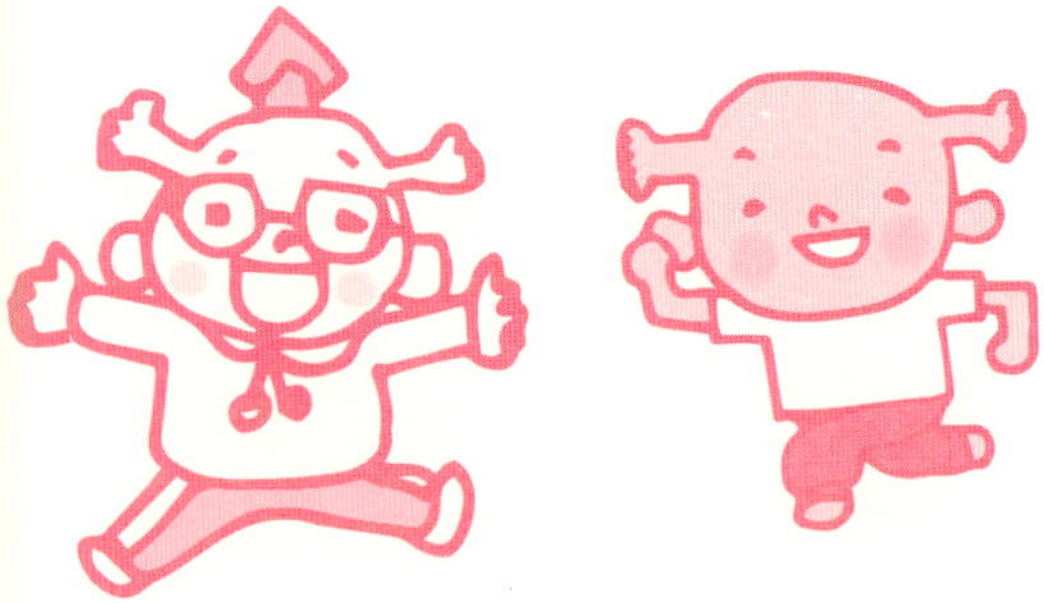

ぷりぷり子宮になるための運動はどれがいい？

普段運動をしていない人でも楽しく続けられる
運動とは、ずばり「簡単＆楽しいこと」！
毎日続けて、ぷりぷり子宮を目指しましょう！

毎日簡単にできるのは

とにかく歩く！

通勤中は１駅か２駅でも歩いてみよう。帰宅時はカラダが疲れるまで歩くと、心の疲れもスッキリして気持ちがいいよ。

パーツ別のスペシャルケア

子宮活エクササイズ

子宮まわりに直接効いちゃうエクササイズ。すごく簡単なのに効果大。しかも臓器のようすもわかっちゃうよ。

続けられる「毎日歩く」コツ！

歩くのが大切なのは知っていても
なかなか続かないのは「楽しくない」から
楽しんで続けられるコツをレクチャー！

歩き慣れていない人がいきなり歩こうとしても、気持ちよくは歩けないかもしれません。それは筋や筋肉が歩くように伸びていないから。簡単なストレッチをして、筋を十分に伸ばしてから歩いてみましょう。伸ばす前と後では、まるでウソのように足がひょいひょいと前に進み、気持ちよく歩けるはずですよ。

足の付け根は卵巣の横にあるので、足を前にしっかりと出して、太ももの裏をストレッチするような気持ちで大股で歩くと、生殖器周辺の筋肉が動き、血行がよくなって子宮が軟らかくなります。しかも股関節を使うことで、骨盤が動きやすくなります。このように歩くと腕を振りたくなりますので、自然と振れるのに任せましょう。肩甲骨が開いて肩こりも解消します。

何分、何メートル歩いたらいいの？　なんて、細かいことは気にしないで、とりあえず疲れるまで歩いてみましょう。疲れたなーと思い始めたあたりから、心のモヤモヤが汗と一緒に流れ出て、だんだん歩くのが楽しくなるはずです。

歩くための 3 つのルール

- ストレッチをして歩きやすい足に！
- パンプスでもいいから、大きな歩幅で！
- 疲れたなーと思ってからが楽しい！

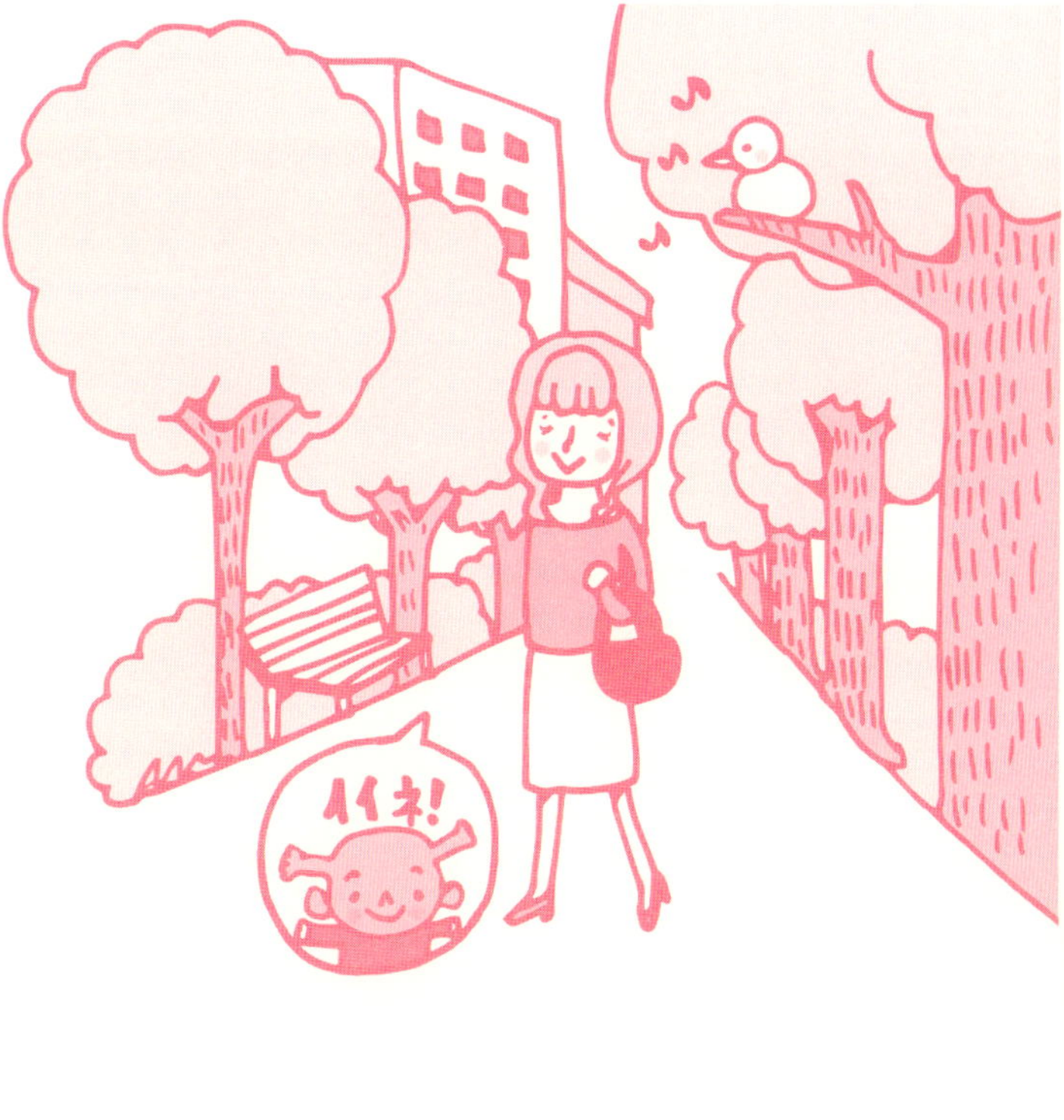

warm up

楽しく歩く準備をしよう
足が進むストレッチ

足の筋や筋肉を、歩きやすいように伸ばしましょう。足がひょいひょいと前に進む感覚にビックリしますよ。

スーットレッチ体操

太ももやふくらはぎの後ろをスーッと気持ちよく伸ばします。呼吸は止めなければ、吸っても吐いてもOKです。

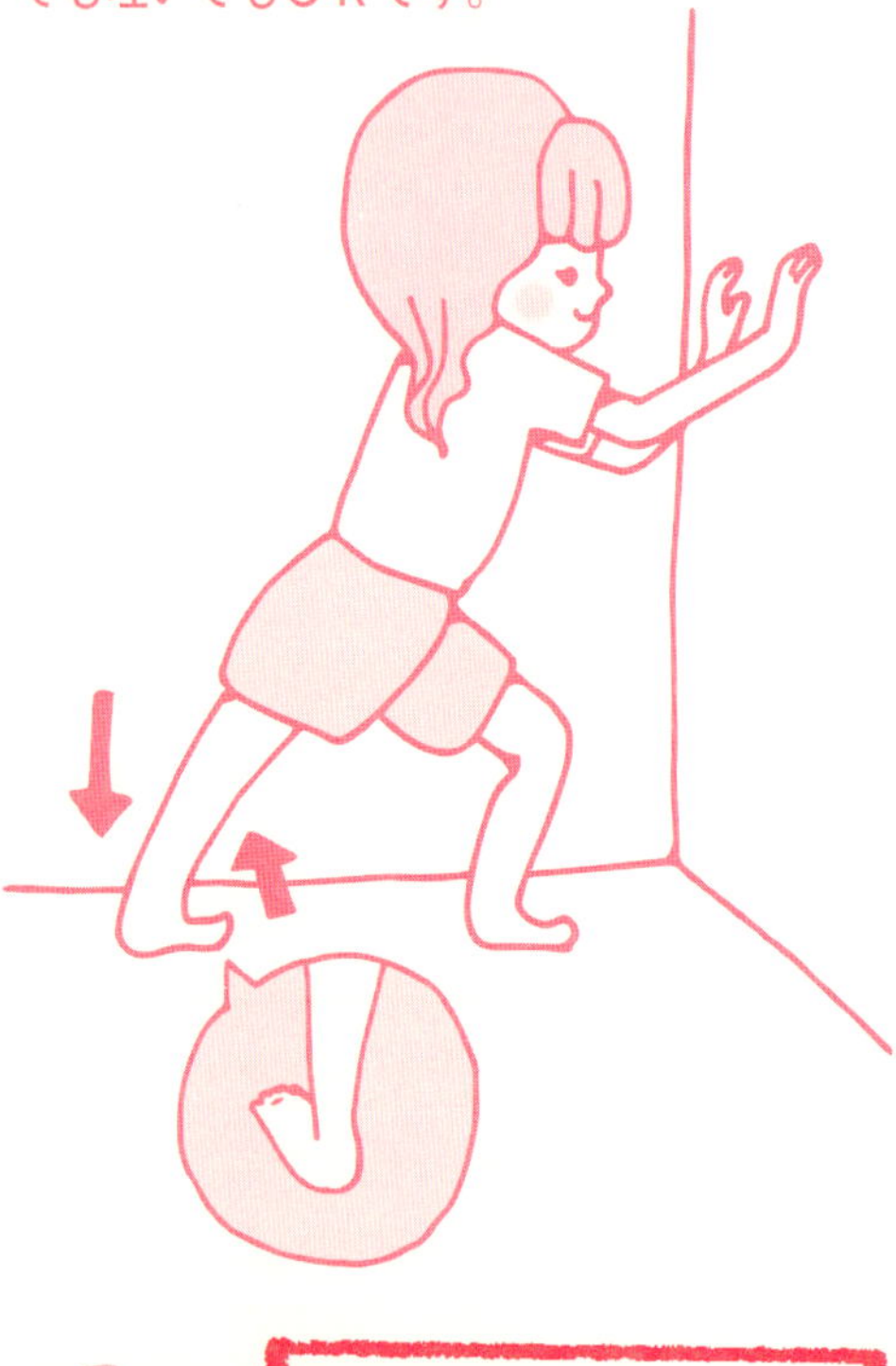

壁に両手をついて、片足を後ろに大きく引きます。前の足は膝を曲げて、後ろの足は膝を伸ばして。カタカナの“ス”の形を意識して、ゆっくり伸ばします。

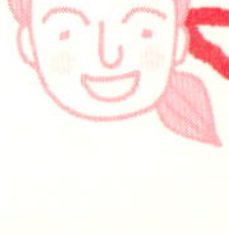

ココがポイント
後ろの足はやや内股にして、かかとを床から絶対に離さないこと！

リーリー体操

坐骨が上を向くイメージでお尻を大きく後ろに突き出して、大股＆低い姿勢で、内股を伸ばします。

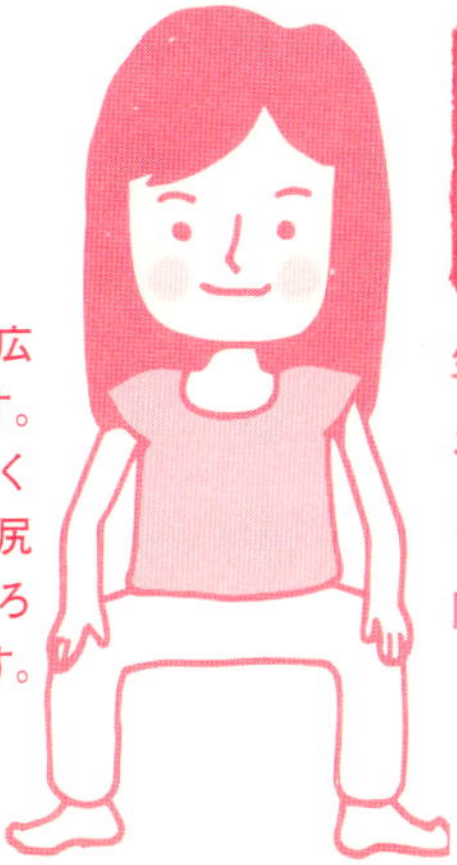

1

足を肩幅より広めに開きます。坐骨が上を向くイメージでお尻を思いきり後ろに突き出します。

2

ヒザが90度になるくらい腰を落とします。

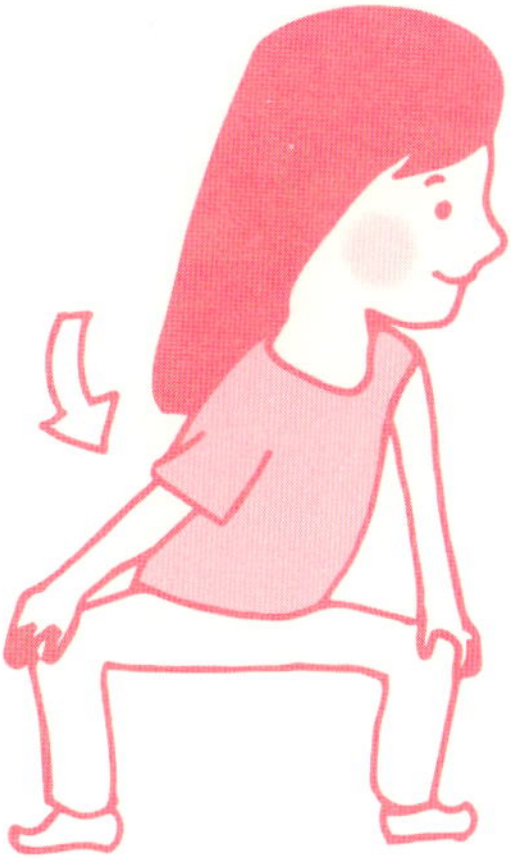

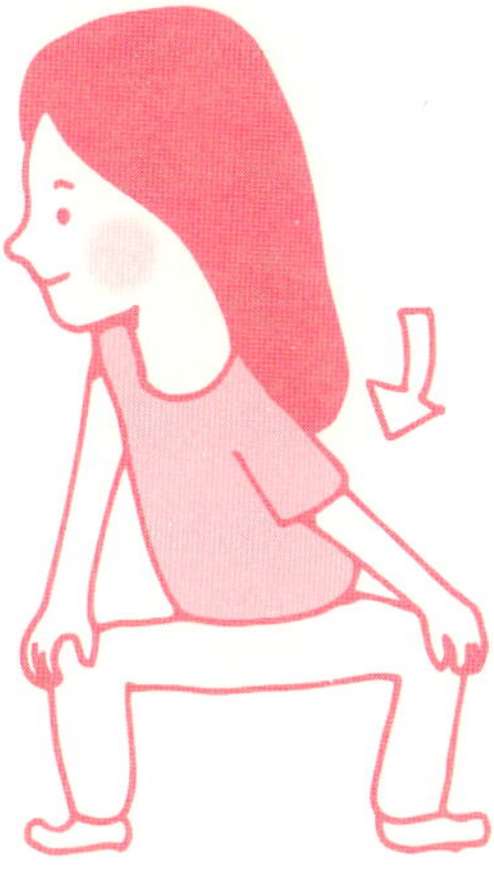

3

手はヒザのやや内側に添えて、ヒザを外に向かって軽く押し出し、内股を伸ばします。

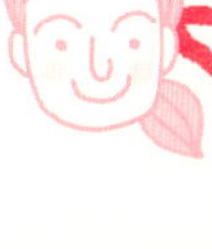

ココがポイント
腰を下ろす時に、お尻は思いきり後ろに突き出すようにしましょう。

子宮と卵巣をいたわる
お手軽エクササイズ

生殖器を元気にするエクササイズ
休憩中やベッドに入る前に行いましょう
変化がすぐわかるのでやる気もアップ！

昔から「女性は“首”とつくところを大事にしなさい」と言われていたそうですが、特に手首足首は子宮と関係が深そうです。腱鞘炎《けんしょうえん》でもないのに手首が痛い時は、子宮のトラブルがあることも。また足首は骨盤や卵巣の動きとセットになっています。

スッキリと引き締まった柔軟な手首や足首は、生殖器が元気な証拠。男性が締まった足首にひかれるのは、種を保存するための本能かもしれませんね。手首と足首を丁寧にケアして、生殖器を元気にしましょう。

EXERCISE

パーそらし

手首の硬さは子宮の硬さとつながっています。子宮が硬い人は指を曲げてしまいがちですが、できるだけ指を伸ばしたままでやってみましょう。

1

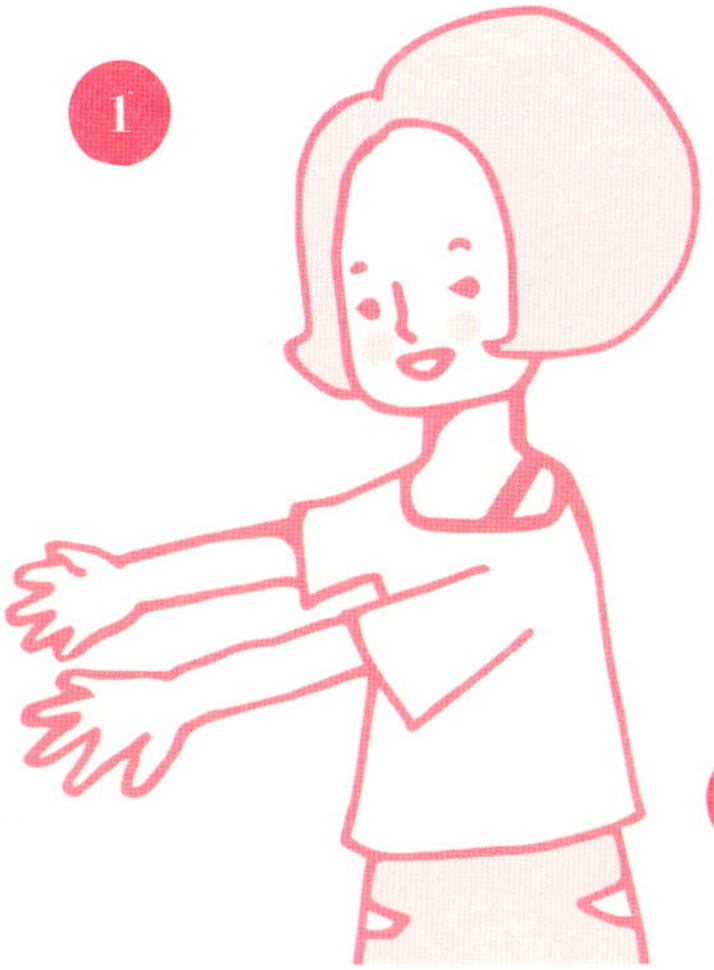

2

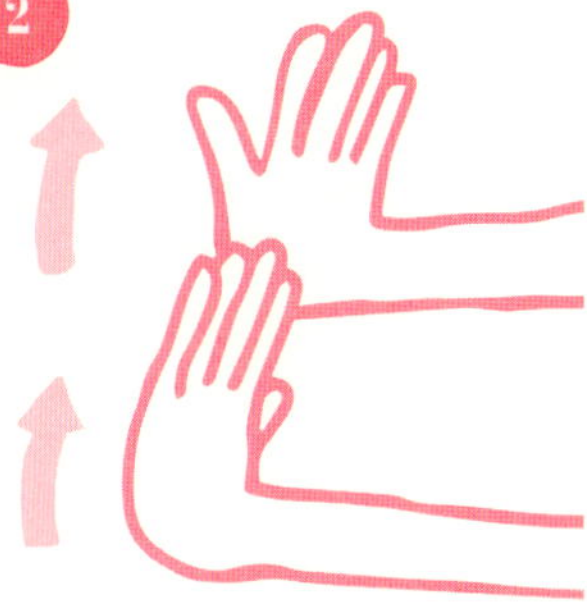

腕を前に伸ばし、思いきり掌を「パー」に開きます。手を手前に90度になるくらい返します。何度か曲げたり伸ばしたりを繰り返し、終わったら手首をグニャグニャと振って緩めましょう。

子宮が硬い人は指を伸ばしにくかったり、90度まで曲げにくいかもしれないけど、繰り返すとできるようになるよ！

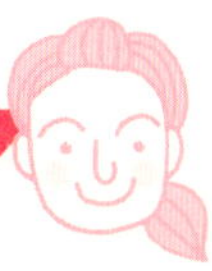

足首ぐるぐる体操

1

重心の左右差があると、足首の太さや硬さの左右差も大きくなります。回しにくかったほうは足湯で癒してあげて。

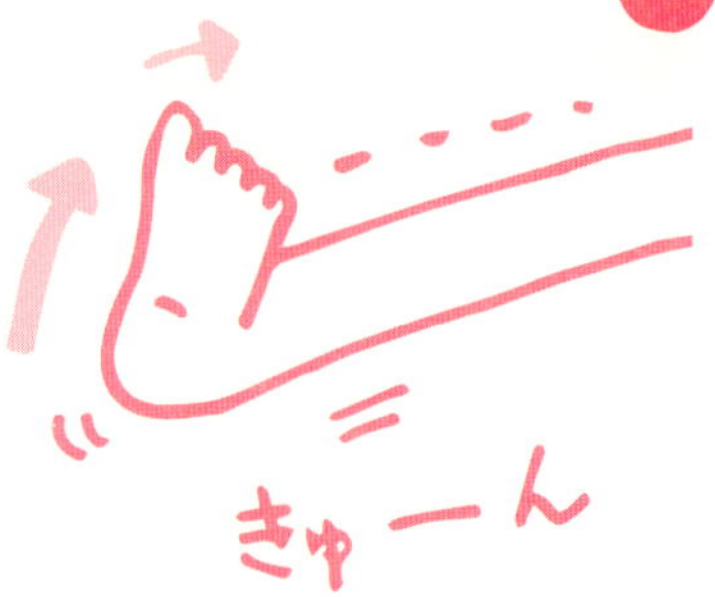

2

壁によりかかって座り、足はラクな角度に開きます。大きくキレイな円をイメージしながら、足首をゆっくり丁寧に回します。終わったら足首の力を抜いてほぐすように振りましょう。

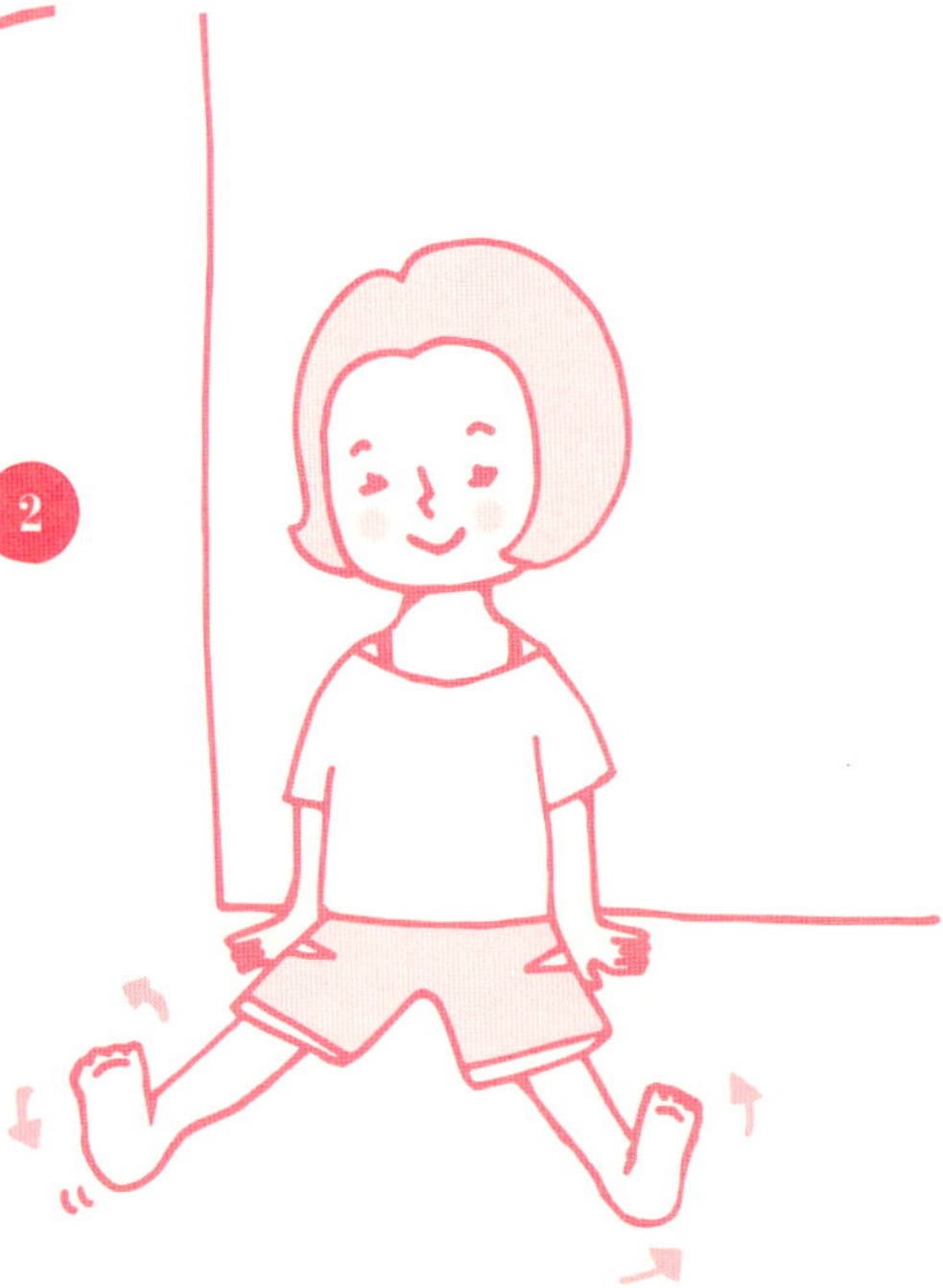

つま先を手前に引いている時は、かかとはグッと突き出して。アキレス腱が伸びるのを意識しよう。

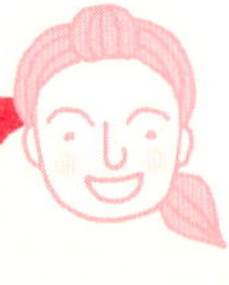

坐骨オープン

坐骨を意識することで骨盤底筋も伸び、骨盤が動きやすくなります。座り姿勢も美しくなりますよ。

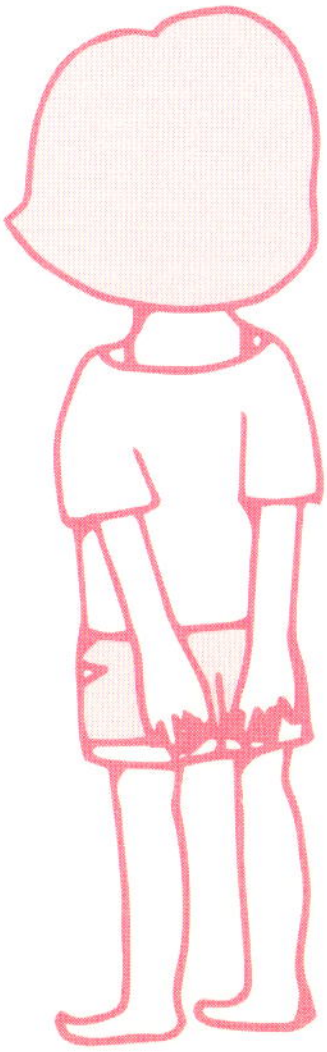

1

坐骨の位置を触って確認します。お尻を後ろに突き出します。

2

坐骨の位置をキープしたまま、坐骨を椅子に突き刺す感じで座ります。この時、背中が反るようなイメージで。

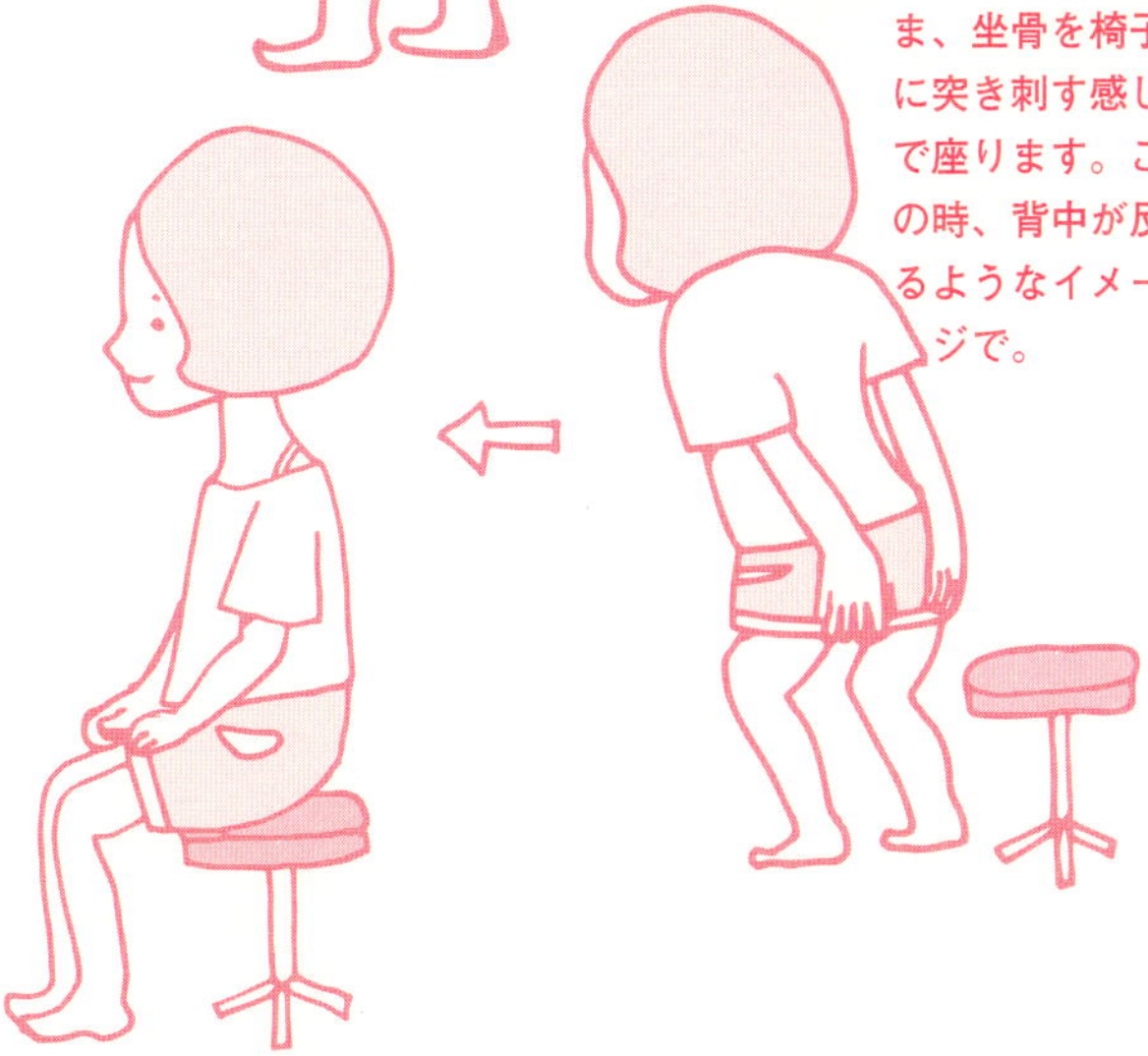

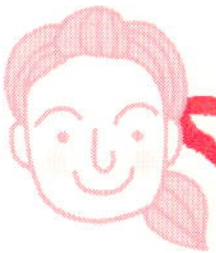

お尻のお肉に隠れがちな
坐骨の位置を意識して、
お尻の皮を左右に“剥く”
ような気持ちで座ってみて。

part 4

美子宮を育む生活習慣の新常識

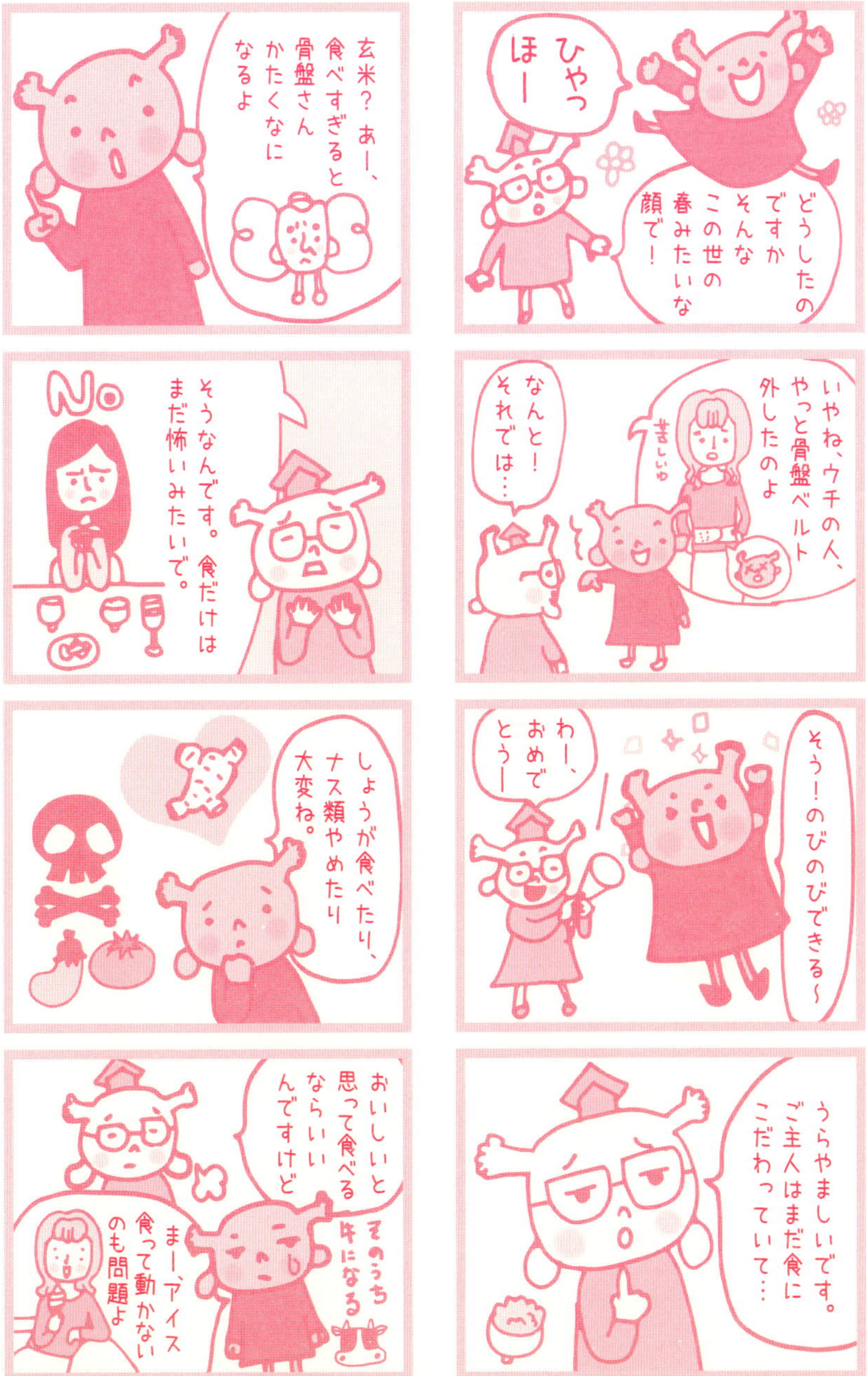
ひやっほー
どうしたのですかそんなこの世の春みたいな顔で！
いやね、ウチの人、やっと骨盤ベルト外したのよ
なんと！それでは…
そう！のびのびできる〜
わー、おめでとうー
うらやましいです。ご主人はまだ食にこだわっていて…
玄米？あー、食べすぎると骨盤さんかたくなになるよ
そうなんです。まだ怖いみたいで。食だけは
No。
しょうが食べたり、ナス類やめたり大変ね。
おいしいと思って食べるならいいんですけど
まー、アイス食って動かないのも問題よ
そのうち牛になる

気にし過ぎはカラダに毒！

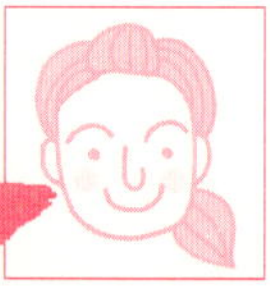

まゆみ先生

マジ子さんはとっても
健康に気を使って
がんばっているんだね

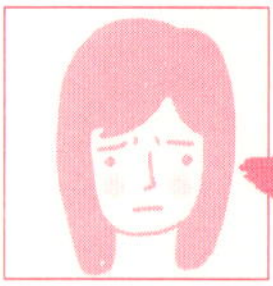

マジ子

私、健康には人一倍
気を付けているのに
いつも調子が悪くて…

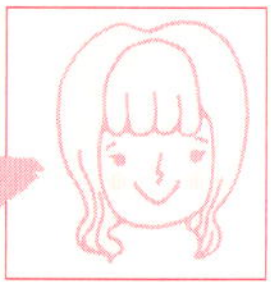

フジ子

健康、健康って
本当にマジ子さんは
真面目ね〜、私は無理〜

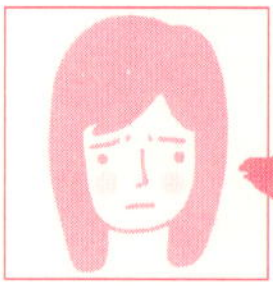

マジ子

私はその重ね履き靴下
のほうが無理ですよ〜
足が蒸れそうー！

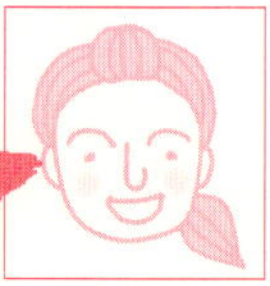

まゆみ先生

気にしすぎるのも
しなさすぎるも問題だよ
生活習慣も見直してみよう！

「カラダにいいこと」をしていれば平気？

運動は苦手だけどカロリー計算して栄養バランスに気をつけているから大丈夫！　骨盤の歪みを調整するベルトをつけてるから平気！　冷え性だからお水は絶対常温で飲んでるの…などなど、〝カラダにいい〟と聞いたことをしっかり守っていれば本当によいのでしょうか。

体格や年齢、筋肉のつき方などが違えば、運動や栄養の量も目的も違い、何が〝いい〟のかも異なります。誰かにとってのいいことが自分にとっても同じとは限りません。〝今の自分〟にとって何が必要かを見つけるためには、体調や気分の状態をよーく見つめ直すことが大事。自分の心とカラダの声をじっくり聞いて、何が子宮にも効く〝いいこと〟なのかを考えて生活を振り返ってみましょう。

「冷えないもの信仰」から脱却を

子宮が冷えているといって、〝冷えないもの〟に偏った生活をするのは困りもの。特に食事についてはあれもダメ、これもダメと「ダメダメ信仰」でがんじがらめになっている人が多く見受けられます。冷えそのものは今すぐ改善したいもの。でも、それを食だけに頼るのは正解とはいえません。

それに、ダメと言われても、アイスクリームやフルーツを食べたい日だってありますよね。〝カラダにいいもの〟にこだわって食べたいものを我慢してしまうと、その我慢が伝わって骨盤も子宮もスネてしまいます。食べたいものは食べて気持ちが満足すれば、その満足感で生殖器も伸び伸びしますよ。

子供はアイスクリームを食べた後でも、オシッコから湯気が上がります。血行がよいお腹の中を通ると、冷たいものを食べてもオシッコはほかほかに温まって出てくるんです。でも下腹部の血行が悪い人のオシッコは低温で湯気は上がりません。試しに自分のオシッコをちょっとだけ触ってみましょう。オシッコがほかほかならお腹は冷えていませんし、そうでないならすぐに歩く！　を実践してみて。そのほうがよっぽど早く冷えとサヨナラできます。

　カラダを温める食品、冷やす食品を知識として頭に入れておくのはとてもよいこと。でも、寝たきりになる年齢になるまでは、そこまで固執する必要はないでしょう。たとえ冷やす食品でも「冷やしたら温める」を心がけてきちんと運動すれば血がカラダにめぐります。食べたいものを食べて気持ちも満足できたら、骨盤も子宮も元気になりますよ。

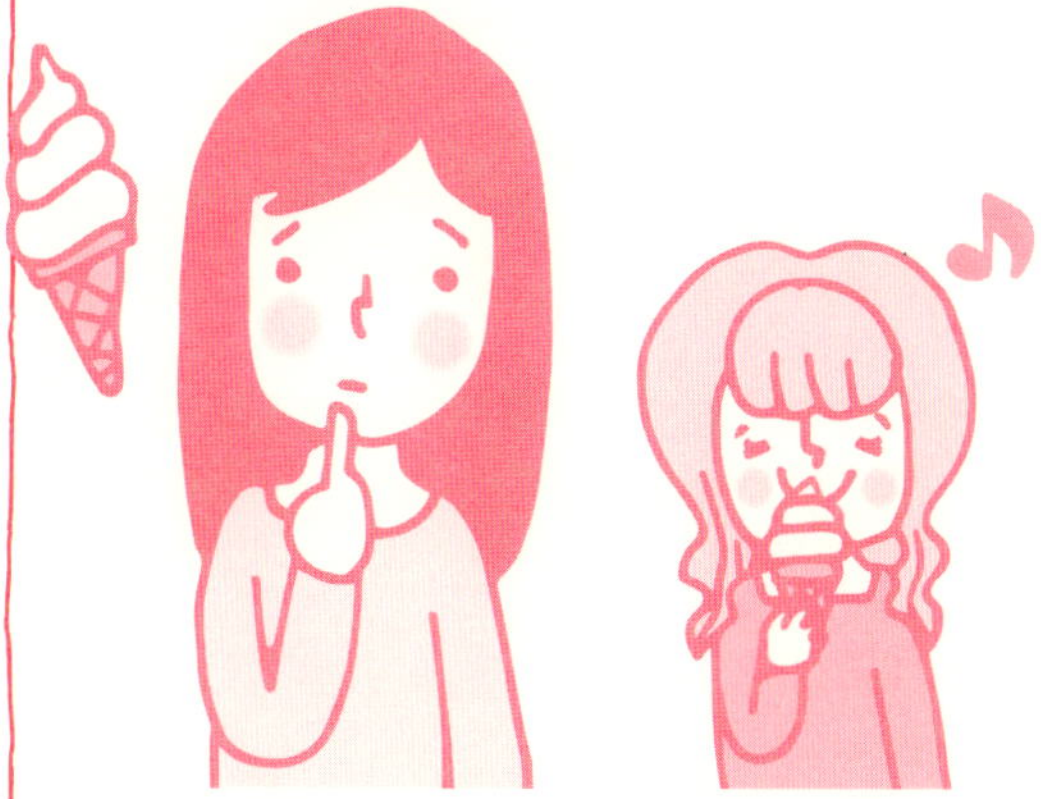

行きすぎ厳禁！ 玄米菜食は適当に

健康やダイエットのための食事法として定番となった玄米菜食。自然派レストランは大人気ですし、取り入れている人も多いのではないでしょうか。お肉は食べない、砂糖は使わないなどさまざまなルールがありますが、ルールを守って生真面目に頑張っていたら、ダイエットには成功したけど生理が止まっちゃった！　という人もいるのだそうです。女性のカラダにとって、生理が止まるというのは大問題です。

厳格にルールを守ったことで栄養のバランスが崩れてしまい、栄養不足に陥って生理が止まったという人もいますが、もうひとつの原因は、食べたいものを食べていないことによる神経のイラつきが生殖器に伝わってしまったことです。カラダが「今日はお肉を食べたいなー」「疲れたから甘い砂糖をちょうだい」と要求するのは、「それが必要」だとい

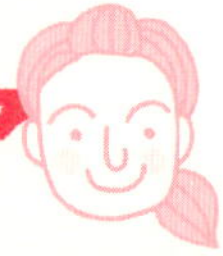

せっかくの食事なんだから、
楽しむのが一番。なんでも
「ダメダメ」しすぎずに。
上手に取り入れて！

うサイン。無視していると、カラダがリラックスできずに、骨盤も子宮も硬くなってしまうんです。白米よりも玄米が好き！　とか、新しいスイーツを食べたいから今日はお肉抜き！　というのならいいのですが、本当は食べたいけれどルールだから食べないとか、好きじゃないけど食べなくちゃ…などと義務に感じながら続けると、せっかく食べても脳みそが満足はしませんし、子宮だって縮こまってしまいます。

玄米菜食の素晴らしい知識は、ぜひ食生活のエッセンスに。これに限らず、どんなものでも、あまりストイックになりすぎないように、おいしいなーと思える範囲で楽しみましょう。

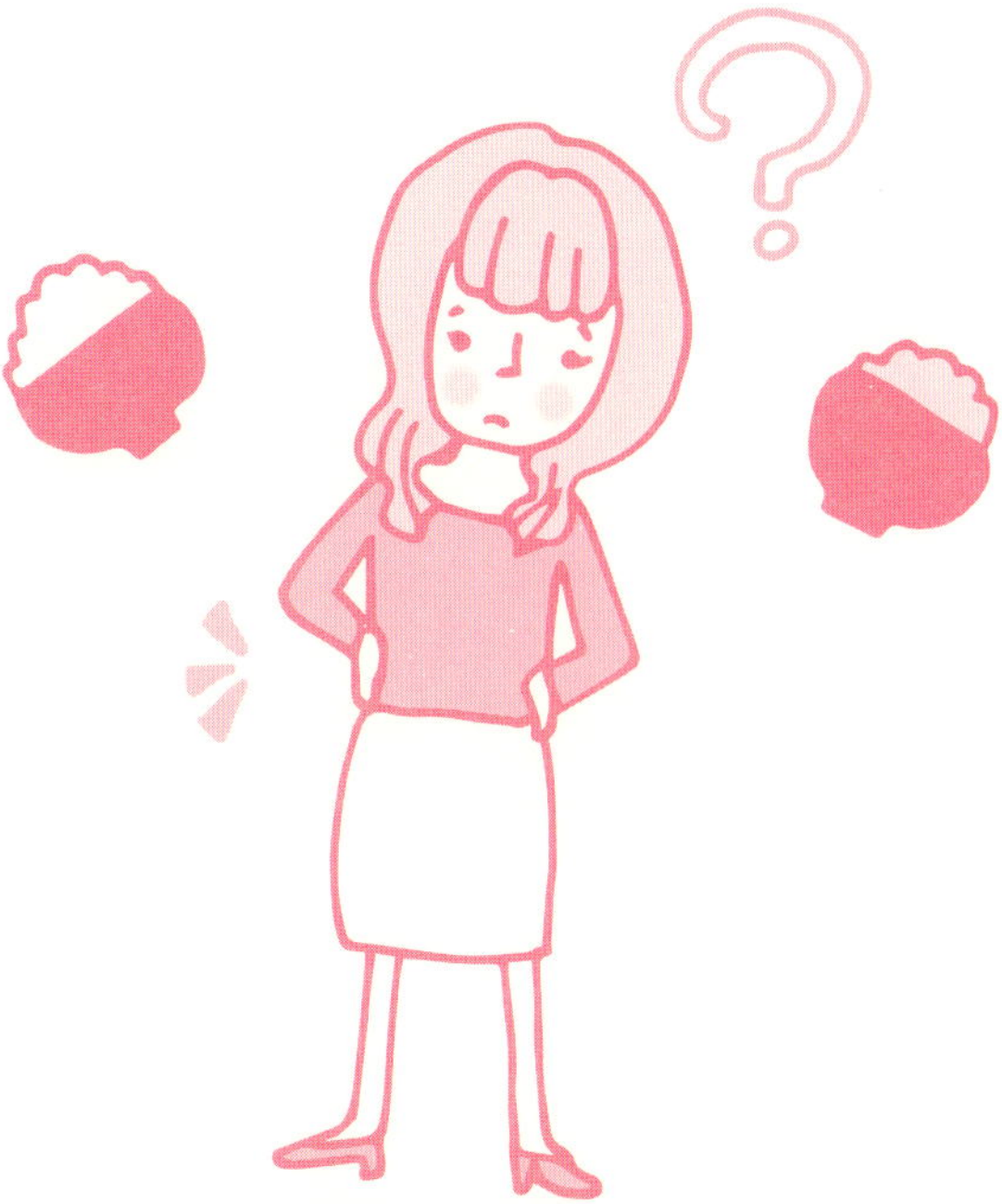

「締めて痩せる」は、リスクあり！

数年前に大ブームを巻き起こしたダイエット法に「骨盤ダイエット」があります。骨盤が歪まないように締めて固めることで下半身をスッキリさせるというのがメインのダイエットですが、ここまでこの本を読んできた皆さんなら、もうそのダイエット法のリスクにお気付きですよね。

骨盤は子宮や内臓を支えてくれる大事な骨。そして、開いたり締まったりすることが大切なのはお話してきた通りです。骨盤を閉めたままにしておくと、確かに見た目は、下半身が細くなります。でも、エクササイズをして自分の筋肉で引き締めるわけではなく、ベルトで外からギュッと締め上げたり、骨盤の動きを悪くするクッションに座ったりして骨盤の自由を奪ってしまうのは考えもの。

外から力をかけて締まってしまった骨盤は、しっかりと開くことがで

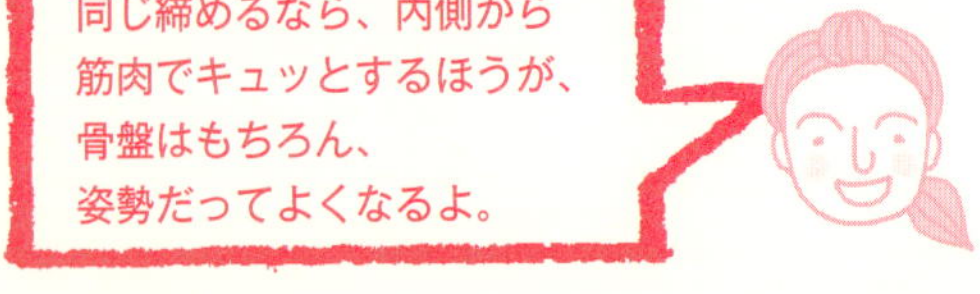
同じ締めるなら、内側から
筋肉でキュッとするほうが、
骨盤はもちろん、
姿勢だってよくなるよ。

きなくなってしまいます。骨盤が大きく開けないと、背骨でつながっている肩甲骨も頭蓋骨も開けなくなって、神経はずっと緊張しっ放しです。小さなことでイライラするし、セックスも気持ちよくないし、満足感を得られず食べすぎることも。骨盤が動かなければ子宮も縮こまってしまうから、お肌は荒れるし、髪の毛もつやがなくなります。そして、生理の前には、頭痛、腰痛が起こる人も。生理痛がある人はもっと症状が重くなっているでしょう。本当にデメリットだらけなんです。

それでも「小尻のためなら美しさも幸せもすべてを捨ててもいい！」という人は止められませんが…。見た目とカラダのどちらかを選ぶとすれば、答えは明白ですよね。

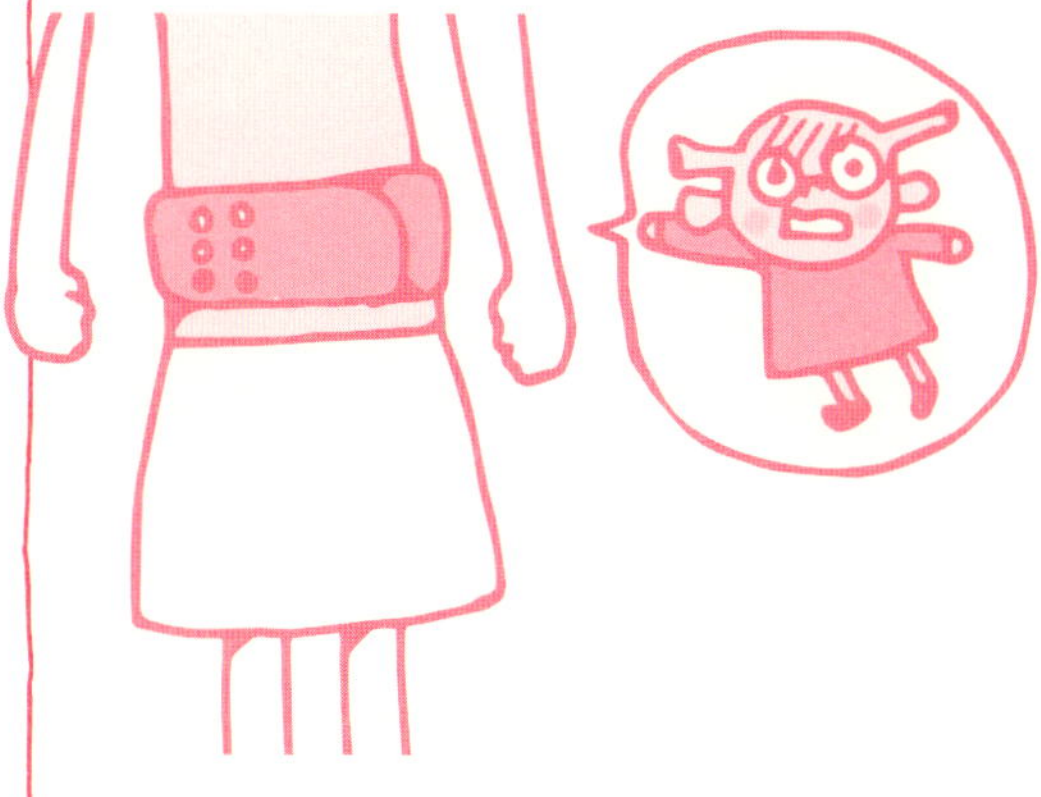

シェイプアップしたいなら、補正下着より筋肉を！

下半身を細く見せたいけどエクササイズは苦手という人は、ついつい補正下着に頼りがち。でも締めつけが強い補正下着も、骨盤ダイエットと同じくらいリスクがあります。人為的に骨盤を閉めると、骨盤は緊張が解けませんし、血行が阻害されて冷えを助長しかねません。会社で毎日イライラするのは理不尽な上司や困った後輩のせいだけではなく、本当は骨盤を抑えつけて、気持ちのゆとりを奪っている補正下着のせいかもしれませんよ。補正下着を脱いでエクササイズを始めれば、スタイルも笑顔もあなたのもの。上司や後輩との関係もいい方向に変わるかもしれませんね。

さらにエクササイズでシェイプアップをすると、筋肉が鍛えられて体幹がしっかりしてきます。骨盤の動きや血行もよくなり、カラダも子宮もほかほかの冷え知らずになりますよ。

若い女性が冬でもミニスカートに生足なのを見て、無理しないで！と思うこと…ありますよね。ところが血行がいいカラダなら薄着でも平気。冷えを気にせず、着たいものを楽しめるんです。そしてこの楽しい！という気持ちがまた子宮をふかふかにしてくれます。思う存分おしゃれを楽しむためにも、エクササイズを始めてみては？

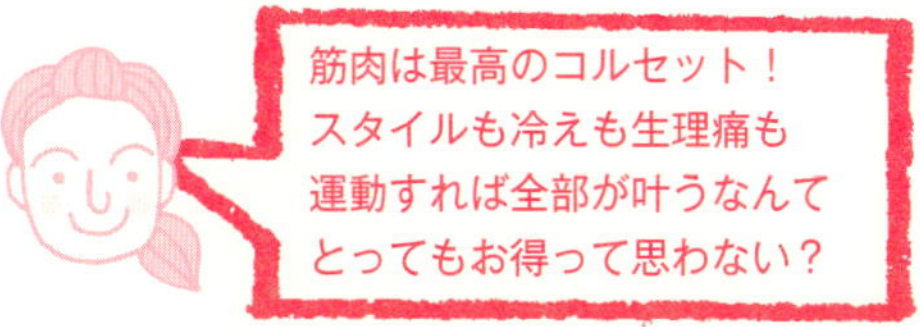
筋肉は最高のコルセット！
スタイルも冷えも生理痛も
運動すれば全部が叶うなんて
とってもお得って思わない？

靴下の重ね履きは冷えに効果的？

冷え性の人達にとって、足先や指先の冷え問題は深刻。どうにか手先足先を温めたくて、いろいろと試してみている人も多いのでは？　そんな冷え女子達の間で話題なのが、靴下の重ね履き。下半身を冷やさないようにと、冬はもちろん、夏でも靴下を何枚も重ねて履くという方法です。実はこれ、子宮的にはハテナなんです。

足の裏にあるたくさんのツボは多くの神経や内臓とつながっていて足裏の刺激は臓器や神経の活性化につながり、デトックスにも効果がありますす。その昔は舗装されていないデコボコの道を草履で歩いたり、板間で生活することで自然と足裏を刺激していました。

ところが何枚もの靴下でモコモコ覆ってしまうと、足の裏は何の刺激も受けられなくなってしまいます。その上、歩きづらいのでついつい運動量も減りがちになってしまうし、歩けてもツルツル足が滑って地面をしっかりと踏みしめられずによちよち小股歩き。骨盤を動かさない歩き方で、血行が悪くなった子宮もひんやりしてきてしまうのです。

末端の冷えには、まずリラックスして頭の緊張を取り除きます。そして足を付け根から動かしてしっかり歩きましょう。冷えてつらいときは、足湯でのんびりと神経を休めながらしっかり温めて。こんな風に過ごせば血行はよくなり、靴下を何枚も履かなくても大丈夫です。きっと、夏には素足にサンダルを楽しめますよ。

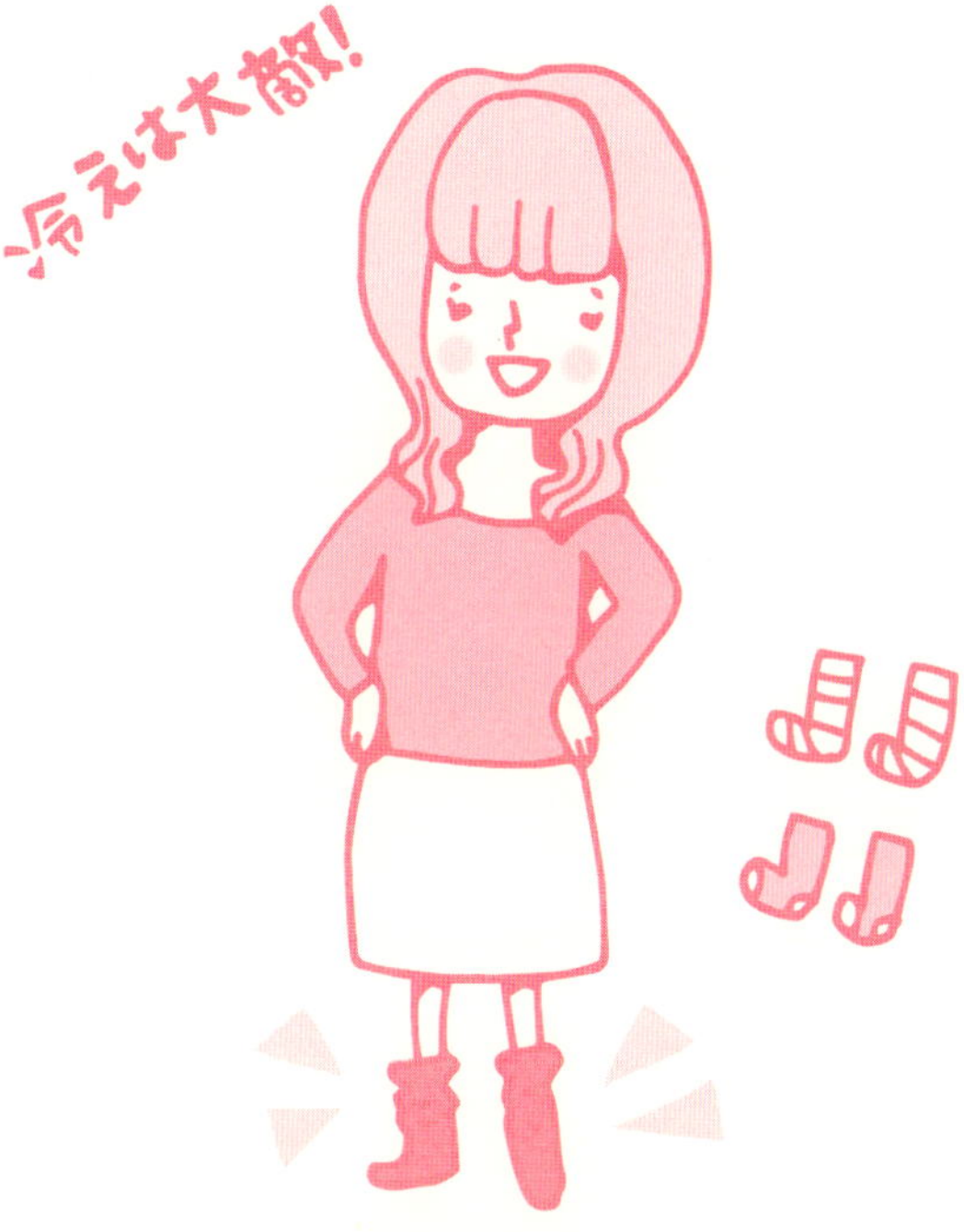

column

足が冷たくて眠れない夜は自前のポンプを動かそう！

お布団は温かいのに足先が冷たくて眠れなーい…こんな日は、あまり動かなかったんじゃないかな？　カラダに元気があり余ってるはずから、疲れた〜って思ってベッドに入っても、なかなか眠れないんだよね。

でも寒いからって、靴下を履いて寝るのはちょっと待って！　靴下を履いていると足の裏から出ていく熱が出口を失っちゃって、頭に戻ってきちゃうの。頭がのぼせると眠りが浅くなるから、疲れが取れないんだよね。どうしても寒くて眠れないっていう時は、足先だけでも開けておくように、ゆったりしたレッグウォーマーがオススメだよ。

それから、１ついい方法を教えるね。ふくらはぎをゴシゴシこすって血のめぐりをよくしてあげて。ふくらはぎは「第２の心臓」ともいわれていて、下半身に血をめぐらせるポンプなの。ここを動かすとお腹もぽかぽかするから、気持ちよーく眠れるよ。

モノに頼るとラクなんだけど、逆に自分で流す力が弱っちゃうの。自分の力で血行をよくすることは十分できるよ。いい睡眠をとると頭の神経がリラックスして血行がよくなるの。足先もちゃーんと温かくなるから心配しないでね。

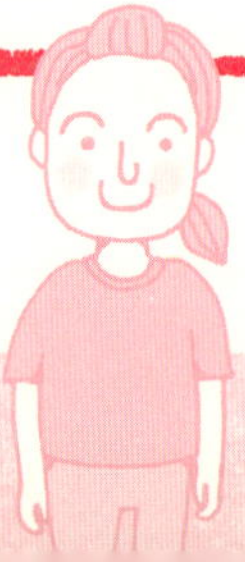

眠れない夜の ふくらはぎゴシゴシマッサージ

1

リラックスして仰向けになり、片足を軽く膝を立てます。呼吸は自然に行いましょう。

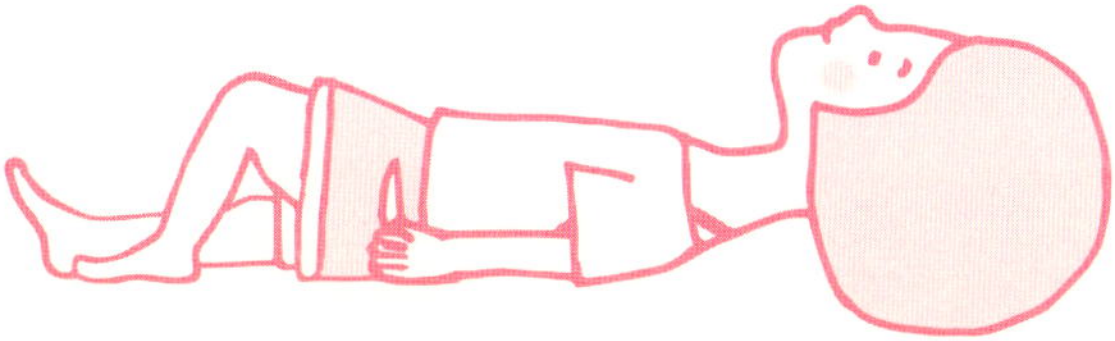

2

もう片方の足のふくらはぎをのせて、立てヒザでゴシゴシこすります。気持ちいい程度の強さで行いましょう。温まってきたら左右の足を替えて。片足3分もやればみるみる全身ぽかぽかだよー！

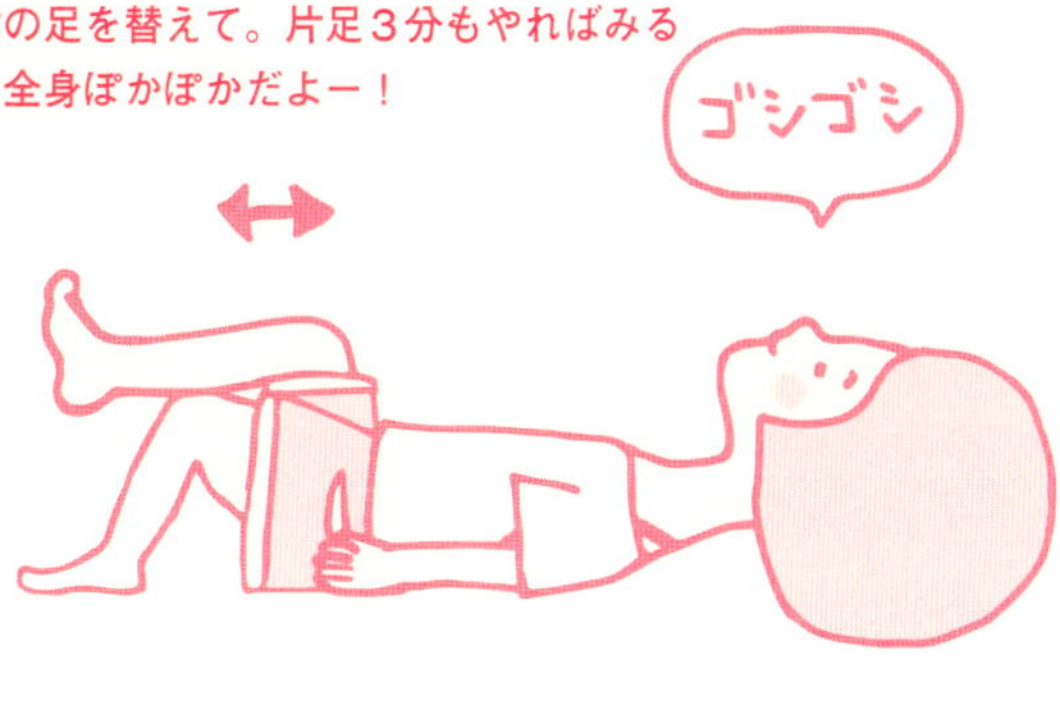

part 5

カラダも心もリフレッシュ！生理とのステキな1週間

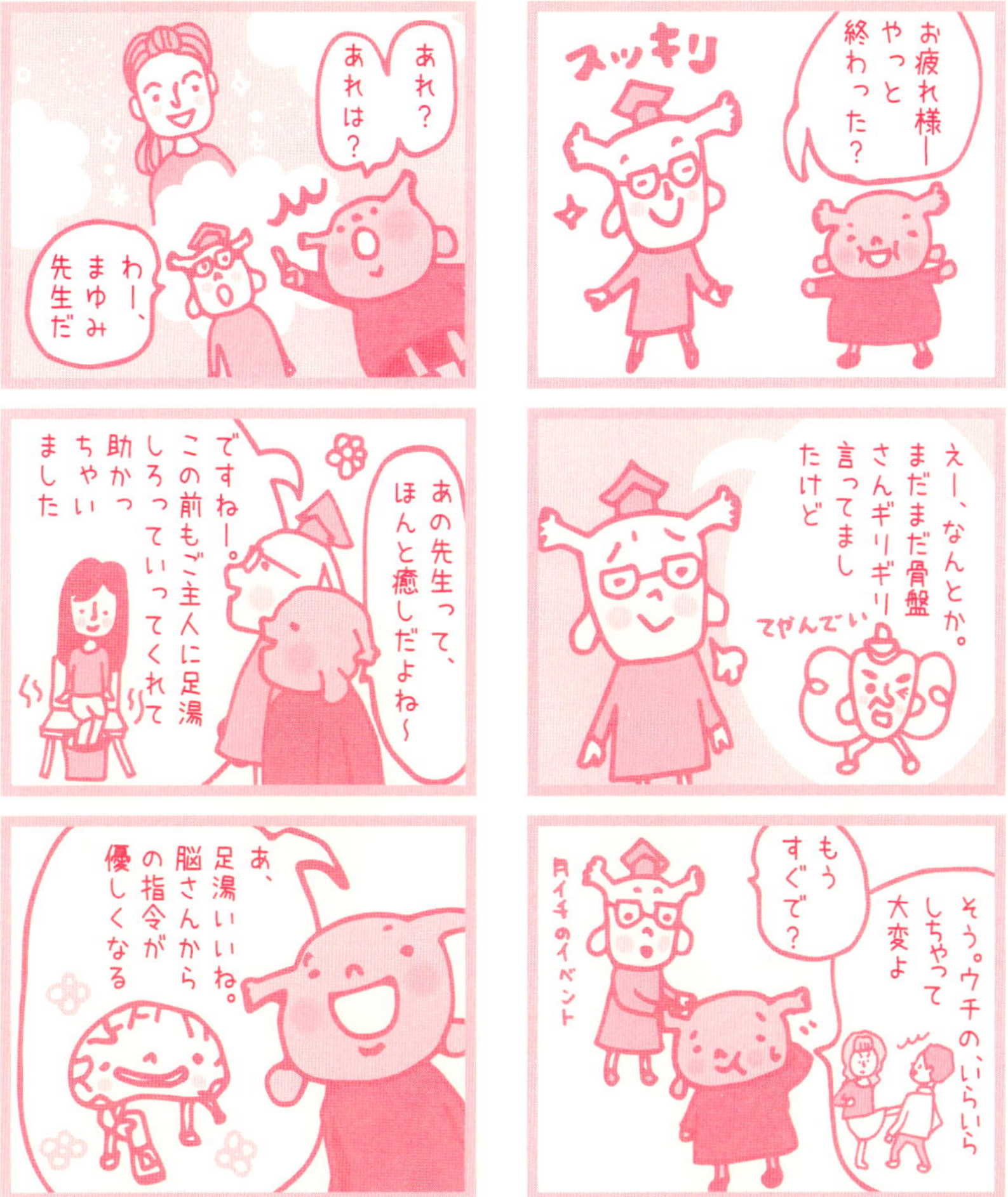
お疲れ様ー やっと終わった？
スッキリ
えー、なんとか。まだまだ骨盤さんギリギリ言ってましたけど
てやんでい
そう。ウチの、いらいらしちゃって大変よ
もうすぐで？
月イチのイベント
卵子ちゃんのためにも楽にしてあげたいな
ハジメマシテ
まったくです。
あれ？ あれは？
わー、まゆみ先生だ
あの先生って、ほんと癒しだよね～
ですねー。この前もご主人に足湯しろっていってくれて助かっちゃいました
あ、足湯いいね。脳さんからの指令が優しくなる
こういうのやっていただきたい！
ぜひとも！

生理を気持ちよく過ごそう

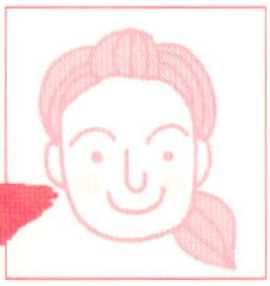

まゆみ先生

毎月の生理はどう？
気持ちよく過ごしてるかな？

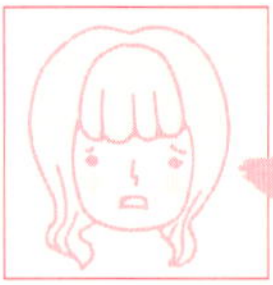

フジ子

ブルーデーっていうくらい
憂鬱な日なんですよ～
気持ちいいなんてありえない…

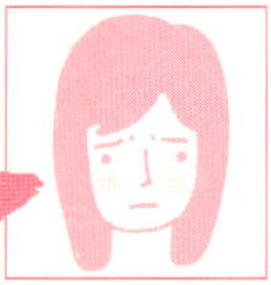

マジ子

お腹は痛いしイライラするし
何にも気持ちよくないです～

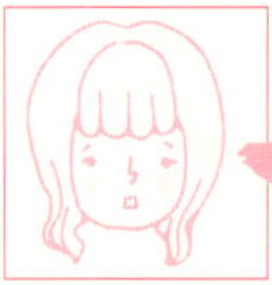

フジ子

でも、どうしてイライラしたり
生理痛って起こるのかな？
よくわかっていないかも…

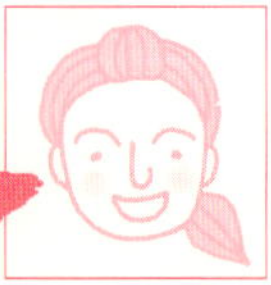

まゆみ先生

そうだね。じゃあ
毎月の生理について
一緒に考えてみようか

月の半分以上は生理に支配されている!?

婦人科の定期検診を受けている人はきっと、生理の周期はチェックしていますよね。そうでない人も、生理の期間はどうですか？　1週間以上ダラダラと出血が続いたりはしていませんか？

生理痛が重い人、生理を憂鬱に思っている人の多くは、生理が始まる1、2週間前からPMS（月経前症候群）に悩まされています。そして、生理が始まると腹痛や頭痛、下痢や吐き気などさまざまな症状に襲われて、生理が終わるのは1週間後。月に1週間くらいしか気分のいい日が訪れません。これでは、生理を憂鬱なものだと思ってしまうのも無理はありません。閉経までこれからまだまだ続く生理。上手につき合えば、むしろ女性の味方なんですよ！

生理は女子だけにあるリセットのチャンスです

女性だけに毎月訪れる生理。この時にカラダから排出されるのは経血だけではありません。なんとなく長引いていたカラダの不調、心に引っかかっていたモヤモヤ、ため込んでいたストレスなど、カラダのすべての問題がストーンと出ていってくれるのです。なんとなく調子が悪かったけど、生理が来た途端にスッキリしたという経験はありませんか？　骨盤が大きく開く生理は、カラダの中の不要なものが何もかも出ていく、いわば最高のデトックス。気持ちよく骨盤を開ける順調な生理を迎えられれば、月に1回心もカラダもリセット。女性だけが毎月スタートに戻ってやり直し！　ができるんですよ。

最近、不妊治療を頑張っている女性の間で、この〝生理＝リセット〟という言葉がネガティブな意味で使われているようです。生理が来たら

生理は女性だけの特権！
上手につき合うといいことずくめなんだよ。悪者にせず、ぜひ仲良くなってみてね。

ショックを受けてしまうのもわかりますが、どうか悪い意味で捉えないで下さい。生理は、次の1カ月間を心とカラダが喜ぶように過ごして、赤ちゃんに最上級のベッドを用意してあげるための機会が与えられた印です。リラックスして迎えることで、子宮もまた伸び伸びできますよ。

ストレスがたまっても、お肌のコンディションが悪くても、「まあいいか！」

次の生理で全部流しちゃおー！」と気楽にいられるのが生理を迎える女子の特権です。調子の悪い1カ月を過ごしたとしても、生理はすべてを洗い流して新鮮な自分に生まれ変われるチャンス！　そう思うと生理もちょっと楽しみになってきませんか。

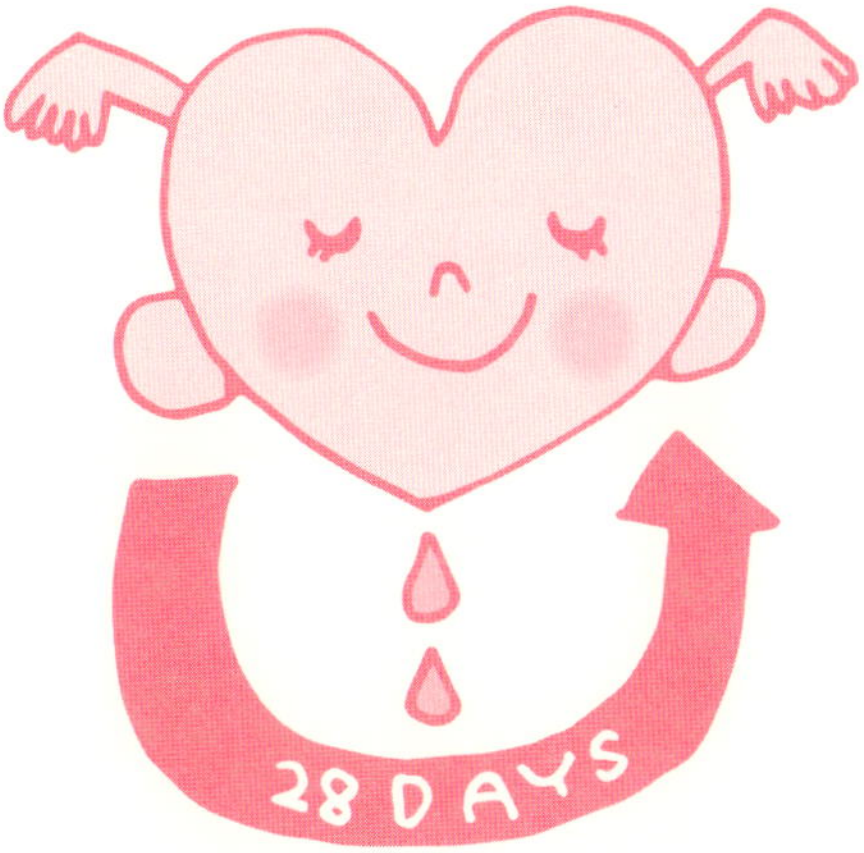

生理痛はこうして起こる！生理周期とカラダの変化

生理をつらいものにしている大きな原因は生理痛という人がほとんどだと思います。毎月必ず薬を飲んだり、痛みで動けなくなったりするのでは憂鬱になりますよね。ではなぜこんなに痛むのでしょう。

生理が始まると骨盤は大きく開いて、使わなくなった子宮内膜を排出します。この開くという動きがスムーズにできないと、カラダはギシギシしながら少しでも大きく開こうとして痛みが生まれるんです。だからスムーズにバーンと開ける人は、生理痛に苦しむこともないんですよ。

骨盤の状態がよいと、生理は28日くらいの周期で訪れるのが一般的。生理開始の1週間ほど前には、カラダは骨盤を開く準備に入ります。脳から「開きます！」という信号が送られると、まずは頭蓋骨（後頭骨）が開き、それから肩甲骨、骨盤と信号が伝わっていきます。この時スム

どうやら、骨盤を閉じるのは
得意でも、開くという作業が
苦手な子が多いみたいだね。
今の女性に共通する悩みかも。

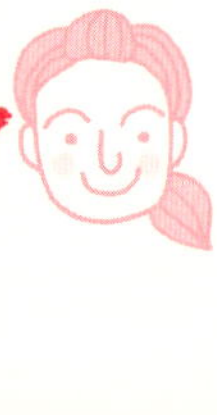

ーズに開けないと、頭痛、肩コリ、腰痛と痛みが襲ってくるのです。

そして生理が終わると、骨盤は排卵に向けて閉まり始めます。開く動きは苦手だけど閉まる動きは平気という人が多いので、生理の後はだいたいの人が気持ちよく過ごせます。

最も骨盤が閉まるのは排卵の時。骨盤が閉まると頭蓋骨も肩甲骨もきゅっと引き締まるので、この時期が1カ月で一番スリム。顔もきりっと引き締まった〝勝負顔〟になります。

このように女性のカラダは、日々開いたり閉じたりを繰り返して変化し続けていきます。この開閉の動き、特に開く動きがスムーズになると、生理も出産も痛みが少なくとってもラクなものになるんですよ。

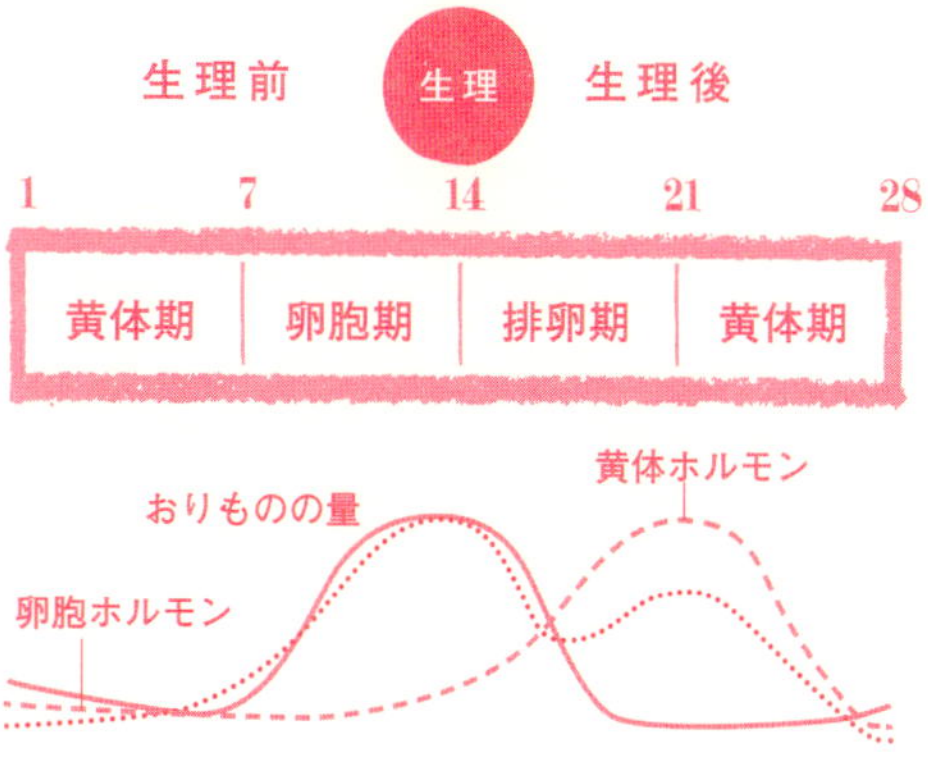
生理前
生理
生理後
1
7
14
21
28
黄体期
卵胞期
排卵期
黄体期
黄体ホルモン
おりものの量
卵胞ホルモン

column

生理の仕組みをおさらいしましょう

生理は今月使わなかった赤ちゃんのベッドのお片づけ。女性は生理を繰り返すことで、思春期からずっと妊娠の準備を続けています。

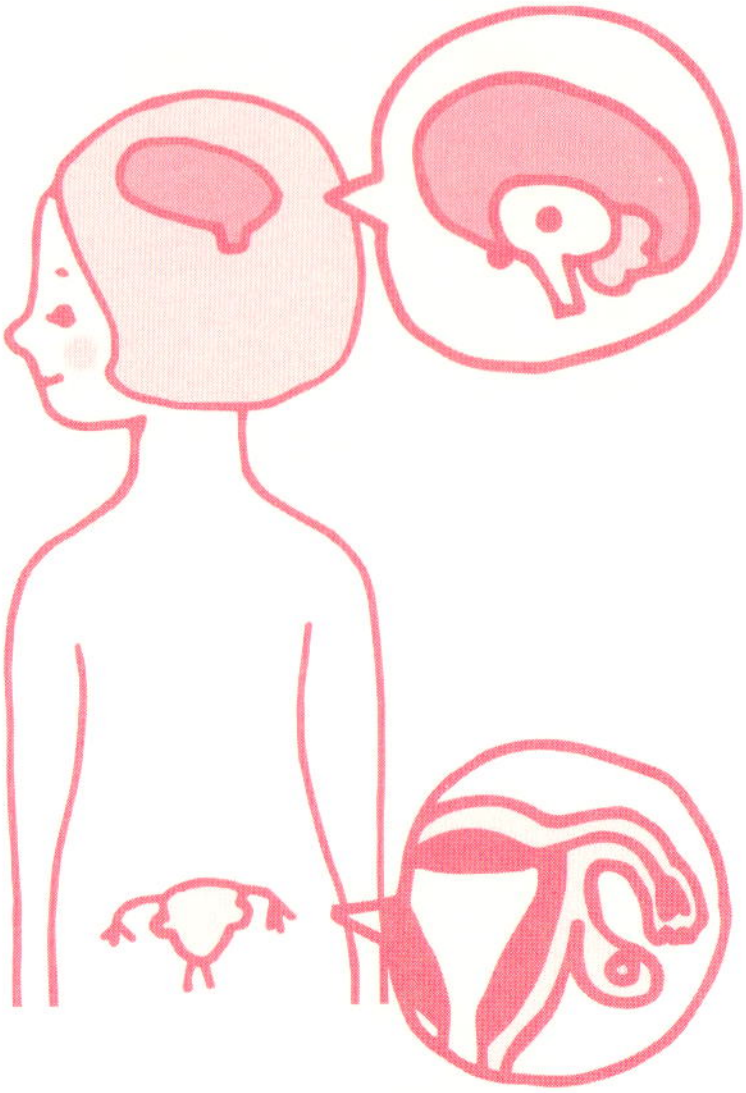

1 脳の視床下部から分泌したホルモンが脳下垂体を刺激し、そこから出たホルモンが卵巣を刺激。卵胞ホルモン（エストロゲン）が分泌されて、子宮内膜が厚くなります。

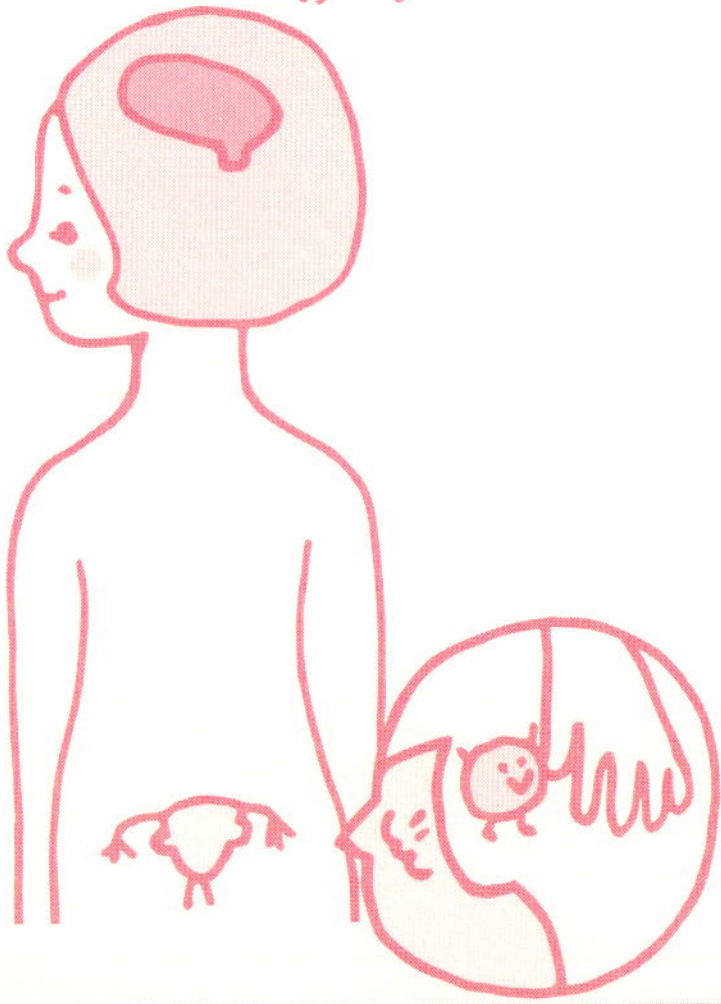

2 脳下垂体から分泌された黄体化ホルモンの刺激で、卵子が卵巣内の卵胞から飛び出します。飛び出した卵子は卵管に吸い込まれて子宮へ。

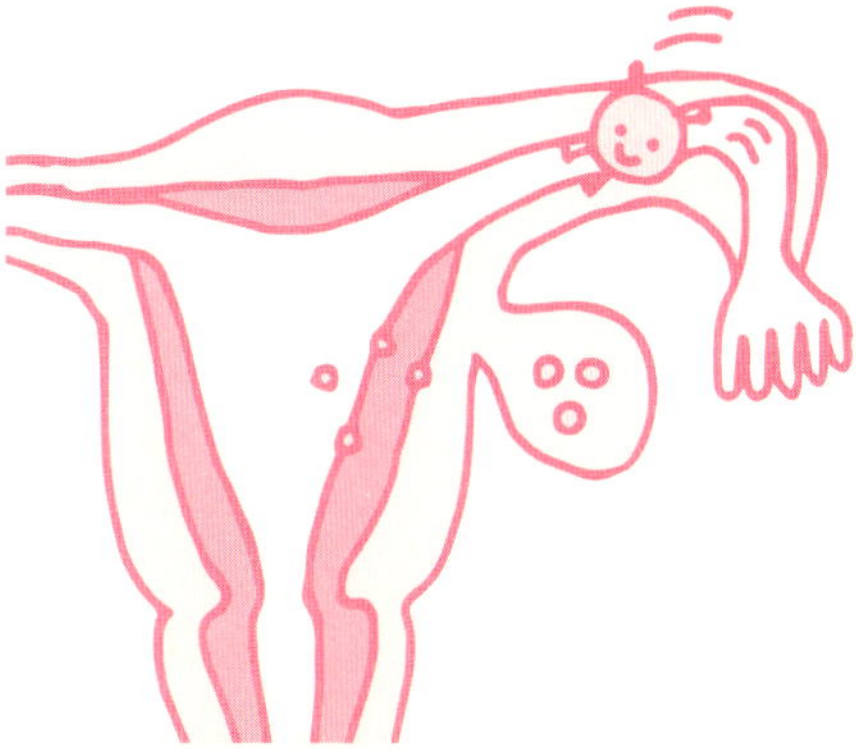

3

卵巣から黄体ホルモン（プロゲステロン）が分泌され、血液と養分が子宮に送られます。子宮内膜は受精卵が着床する準備を整えます。

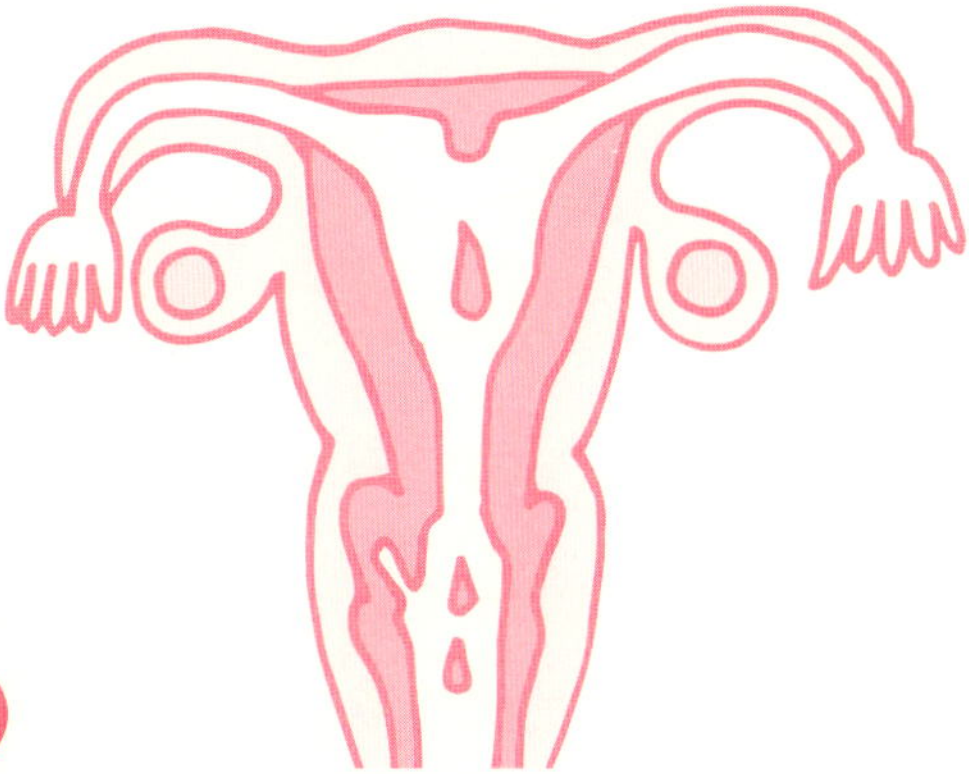

4

妊娠しなかった場合は黄体ホルモンの分泌が止まり、不要になった子宮内膜ははがれて血液と一緒に排出されます。

今月はどっち？　イケてる生理、イケてない生理

骨盤や子宮が元気だと、生理はだいたい28日周期でやって来て、4日間で終わります。毎月気持ちよく生理を迎えられるといいのですが、生理トラブルを抱えている人が多いのが現実。次の生理トラブルに、思い当たることはありますか？

動けないほど痛みがひどい

生理前も生理中もずっと便秘

経血が1週間以上もダラダラ続く

30代になっても周期がバラつきすぎ

時には不調になることも
あるさ！　気にしすぎて
悩むなんてもったいない。
これからケアしていこうよ。

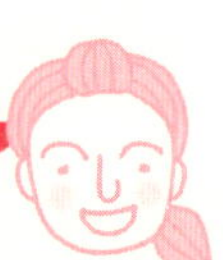

生理痛は骨盤や頭蓋骨がうまく開けず、ギシギシすると起こります。実はこの開きの悪さは、便秘の原因の1つ。骨盤が閉まり骨盤底筋の力が弱いと腸はあまり働けません。ダラダラ続く出血は骨盤底筋が緩くて、引き締まりが弱い人のほうが多いようです。骨盤内の筋力を回復させて血行をよくすることが解決策です。生殖器が未発達のうちは周期が安定しないこともありますが、30代になると落ち着いてきます。2、3日くらいのズレは気にしなくて大丈夫。2週も3週もズレ込んだら、婦人科に相談してみましょう。

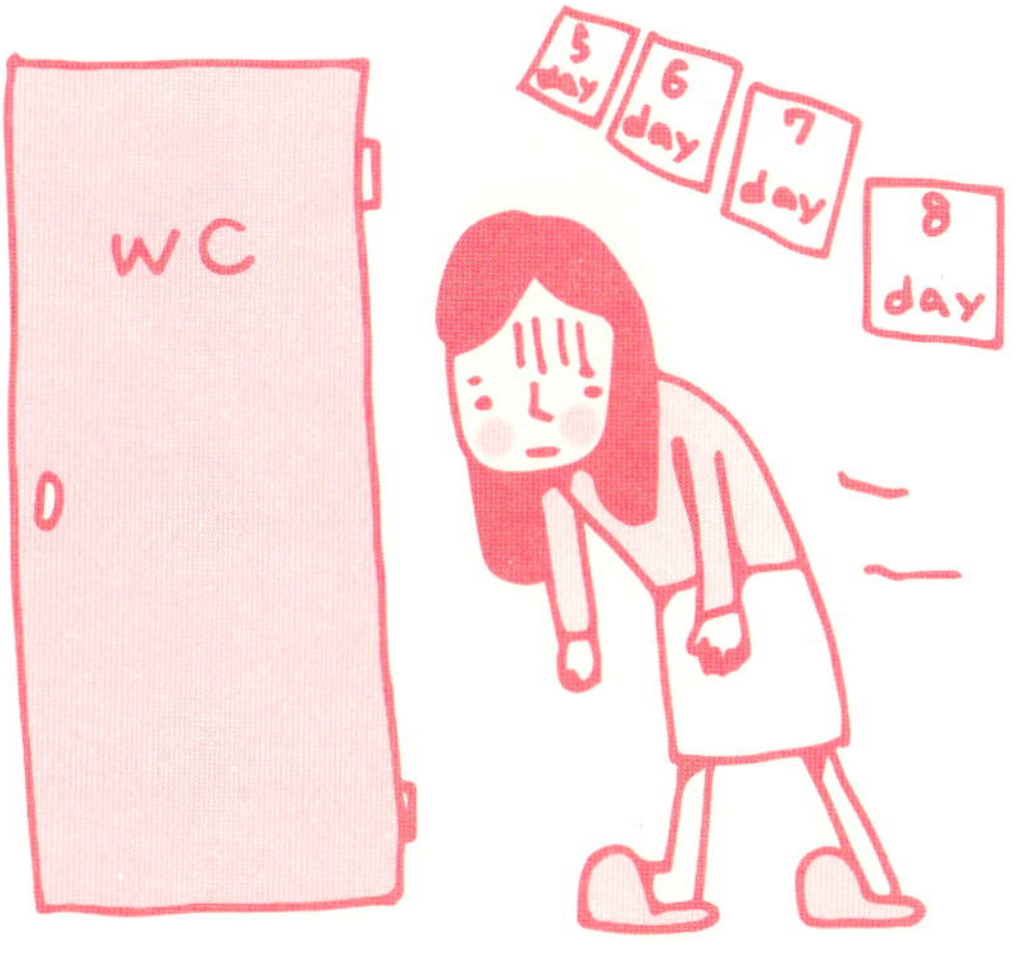

つらい生理の対処法

カラダが次の生理に向かって骨盤を開く準備を始めるのは、だいたい生理開始の1週間くらい前から。ＰＭＳ（月経前症候群）に悩む人は、この頃からイライラや過食、頭痛や腰痛が始まります。イライラの爆発や過食には、神経の緊張を解いて骨盤をふっと開く働きがあるので、気持ちをドカーンと爆発させるとちょっとラク。とはいえ、自分にも周りにも困った事態ですね。でもカラダは、イヤな感情や痛みを与えてまで開きにくい骨盤をこじ開けて、生理に備えてくれているんですよ。

ＰＭＳがつらいのは、それまでの1カ月間、運動不足や緊張の連続など骨盤の動きに優しくない生活を送ってしまったから。大変にもかかわらず生理になるのを諦めないで、ギシギシと開いていく健気なカラダにエールを送り、次はもっと開きやすくてラクなカラダになるよう、しっ

生理の痛みって波があるよね。痛みが治まった時に、お腹をぐーんと伸ばすと楽になるよ。無理はしないで。

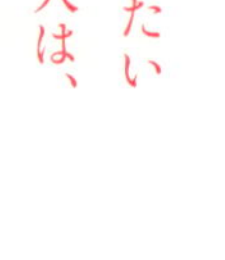

かりとケアしてあげて下さい。

また、血行が悪かったり子宮が縮んでいたりすると経血はキレイに流れていかず、生理はダラダラ長く面倒なものになってしまいます。1週間以上続くのが当たり前と思わず、ウォーキングで下腹部の血行を改善してみましょう。パパッと終わる気持ちのいい生理が迎えられますよ。

来月の生理はこれからの運動などで改善するとして、今月の生理は温かくして穏やかに過ごしましょう。子宮内の血液の流れをよくしてあげることが生理をラクにするコツなので、痛いからといって丸まって寝てしまうより、カラダ全体をバーンと広げて寝たほうが意外とラクになりますよ。

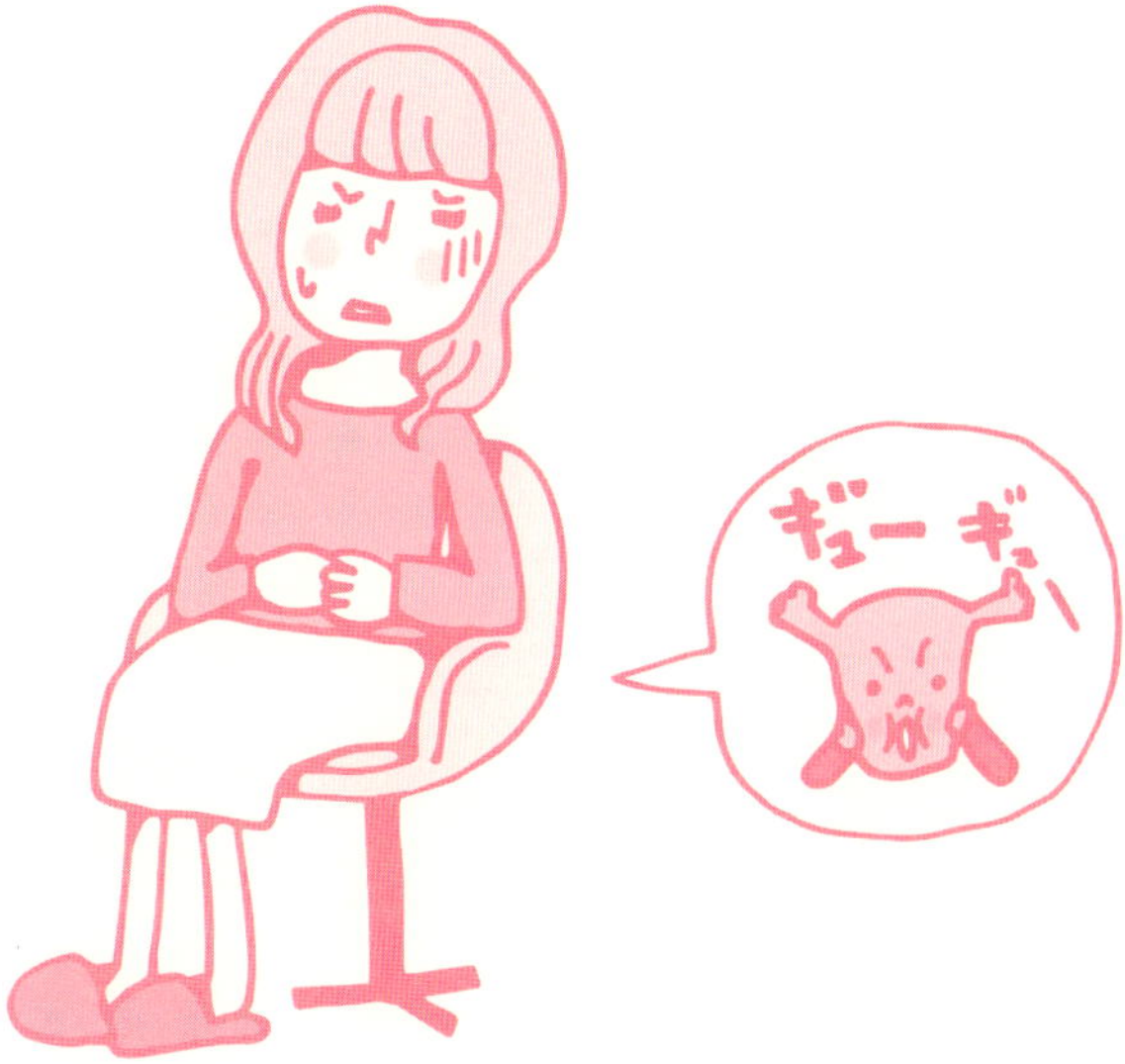

自分の生理を観察する「生理日記」をつけてみよう

自分の生理周期や、どんな生理だったのかの記録として一般的なのは基礎体温。子宮のことを考えている皆さんの中には、毎朝きちんと測っている人も多いでしょう。つらい生理に悩んでいる場合は、病院でホルモン量を測って変化をチェックしているかもしれませんね。でもカラダの変化は生理だけではありません。体調を崩したりストレスが増えたり、生活に変化があれば体温やホルモン量も変化します。

数値に振り回されるより、今月はどんな風に過ごしたのか簡単でいいので日記をつけて、生理が来たら1カ月を振り返ってみましょう。生理痛が重い月は仕事が忙しくて遊ぶヒマがなかったかもしれないし、軽い月は笑うことや歩くことが多かったかも。自分がどんな過ごし方をしたらどんな生理を迎えたのかをチェックすると、ラクな生理を迎えるため

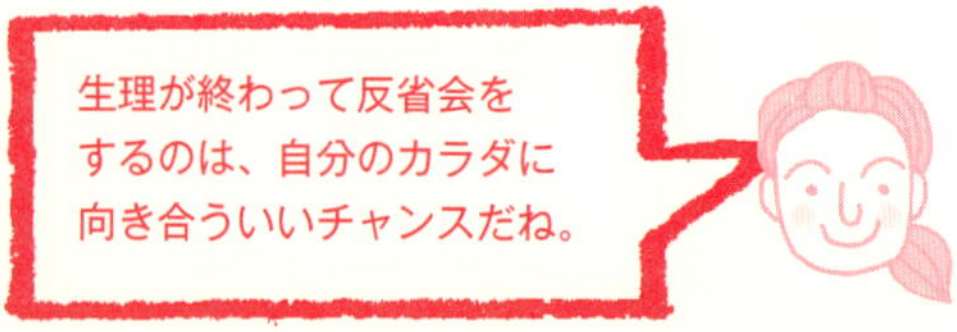
生理が終わって反省会を
するのは、自分のカラダに
向き合ういいチャンスだね。

の暮らしが見えてきますよ。

もしも生理がイマイチだったら、今月の生活をちょっと反省。来月はもっといい生理を迎えるための過ごし方を心がけましょう。自分のカラダに優しい生活を1カ月できたら、〝いい生理〟、というごほうびがやって来ますよ。

周期が2、3日ズレたって気にしない。生理の量や体温、ホルモン量だって毎月ピッタリ同じなんてありえませんから、あまりにもおかしくない限り気にしない、気にしない。今月が不満だったら来月の生理に期待して、1カ月楽しく過ごしましょう。

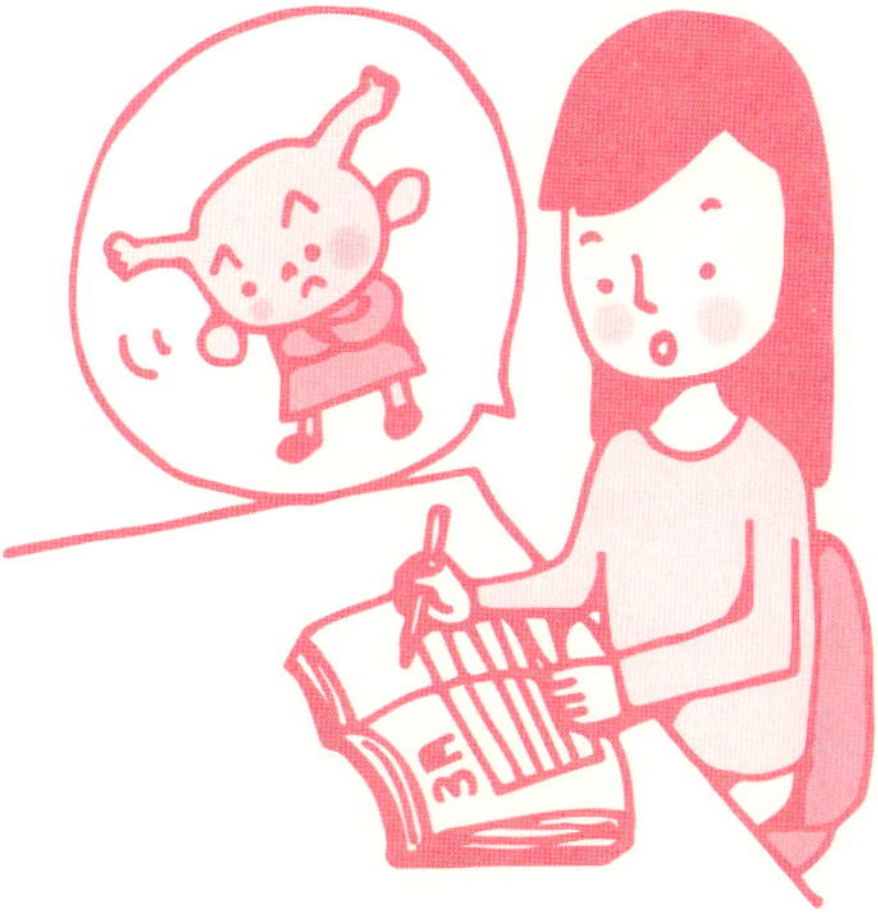

生理ですっきり生まれ変わる！

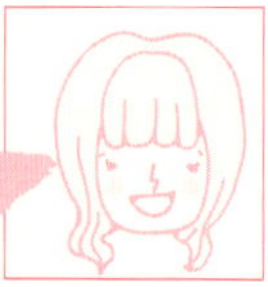
フジ子

うーん、生理って神秘！
女の人ってすごいですね。
毎月キレイになれるんだ！

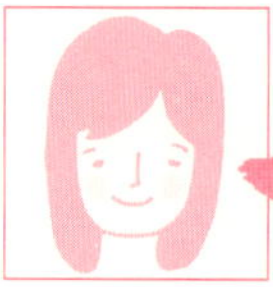
マジ子

ほんとほんと！
嫌な生理がありがたく
思えてきましたー！

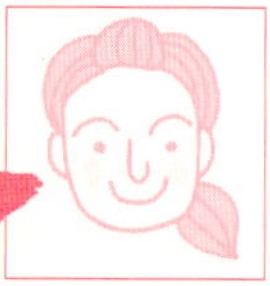
まゆみ先生

仲良くつき合えば
毎月くるのが楽しみに
なってはずだよ

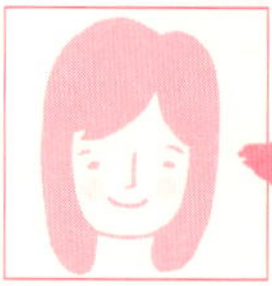
マジ子

えー、楽しみに!?
仲良くなるには
どうすればいいんですか？

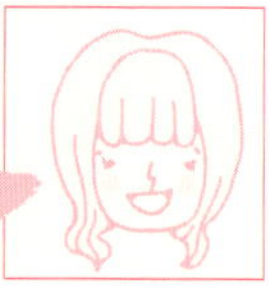
フジ子

私も知りたい！
毎月のことだから、するんと
キレイな子宮に戻したい！

カラダスッキリ！ 生理カレンダー

生理はカラダの中の不要なものを一気に外に追い出してくれる、月に1回のリフレッシュのチャンス。元気なカラダでスムーズに迎えられると、生理は本当にすがすがしいものになります。

生理中のカラダに起きているさまざまな変化を知れば、今つらいのがどこで、どうした原因で起こるのかがわかり、自分にピッタリの対処法が見えてくるかもしれません。

まずは生理期間のカラダの流れを総復習して、流れに沿ったスペシャルケアを試してみて下さい。つらかった1、2週間が少しでもラクになりますように…。

lesson1

1週間前 | 1 | 2 | 3 | 4 | 終了

生理が始まる1週間前

生理の準備がスタート
骨盤が開き始めます

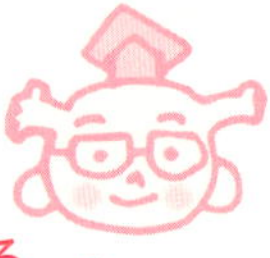

「子宮内膜は妊娠の準備中。
いつでも受精卵が着床できる
ように軟らかくなっています。」

人によっては生理前の不調、PMS（月経前症候群）が出始めるのはこの頃。生理に向かってカラダが準備を始める時期です。脳から出た信号に従って、頭蓋骨（後頭骨）、肩甲骨、そして骨盤が開き始めます。動きが悪いと頭痛や肩コリ、イライラや倦怠感が起こりやすいので、少しでもスムーズに開けるようにしてあげましょう。

1

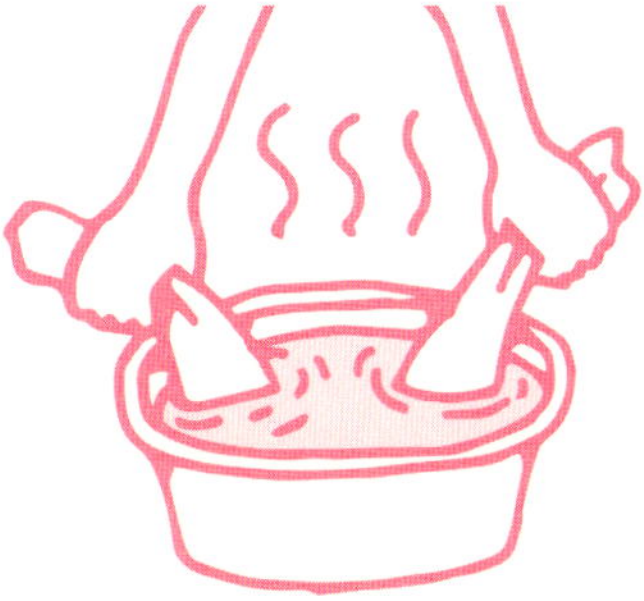

首のおしぼり温湿布

首を温めて血行をよくすると、肩や頭が軟らかくなって、上半身がラクになります。気持ちいい場所を探して温めてみましょう。

2

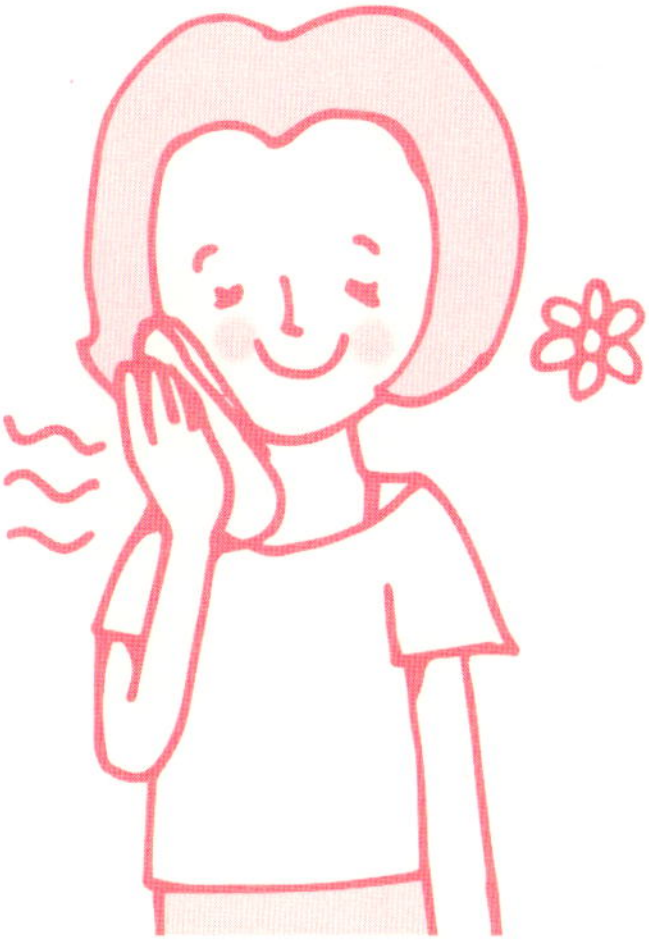

①ボウルの熱湯にタオルを浸けて絞り、気持ちのいい温度まで冷まします。
②おしぼりを首の凝っているところに当てます。8分間温めましょう。

おしぼりが冷めたら同じように温め直して、トータルで8分間温めてね。頭痛がする時は、痛む側の首を温めると気持ちいいよ。

1週間前	1	2	3	4	終了

生理1〜2日目

いよいよ生理本番
骨盤の開きは最高潮に

「骨盤は大きく開き、
子宮は中身を絞り出す
チューブのように収縮。
経血をしっかりと排出します。」

生理の不快感を訴える人が多いのがこの頃。骨盤が最も大きく開く時なので、開きが悪いと痛みに襲われて外出がおっくうに。ひどい痛みで身動きができなくなる人もいます。経血が多く、レバーのようなかたまりが出ることも。子宮が収縮することで経血を外に出すので、もともと子宮が縮んでいると、この時期にうまく排出できず、生理が長引く原因にもなります。

体温は一気に下がり、カラダがダイナミックに変化する時なので、目や頭はあまり使わないで神経を休めてあげましょう。上手に過ごせると、1カ月のイヤなことが全部流れ出て、爽快な気分になれますよ。

足湯

交感神経の緊張を取り、骨盤をリラックスさせる足湯。何もしないで、のんびり神経を休ませましょう。

1

洗面器やバスタブに熱めのお湯を張り、両足を浸けます。深さはアキレス腱がかぶるくらい。

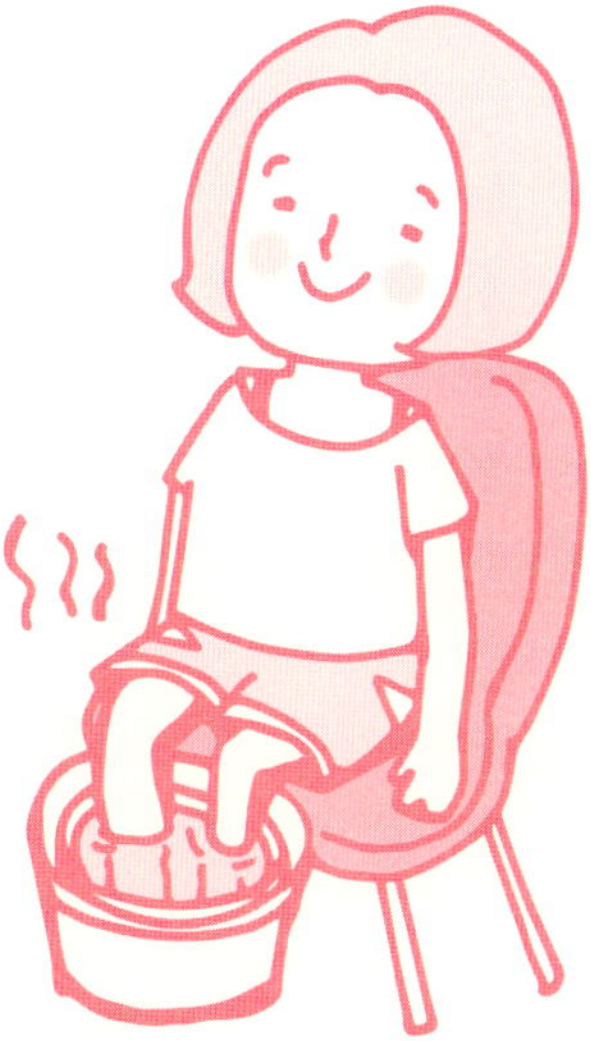

2

差し湯をしながら温度をキープして6分間。足を出して両足をこするようにしっかり拭きます。

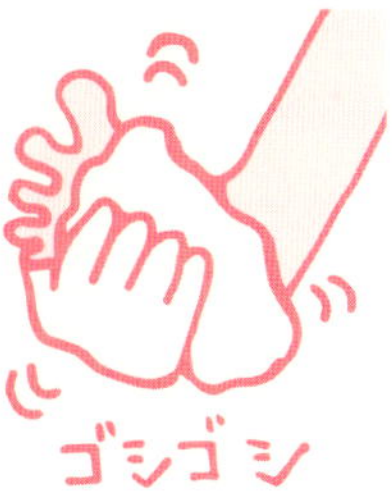

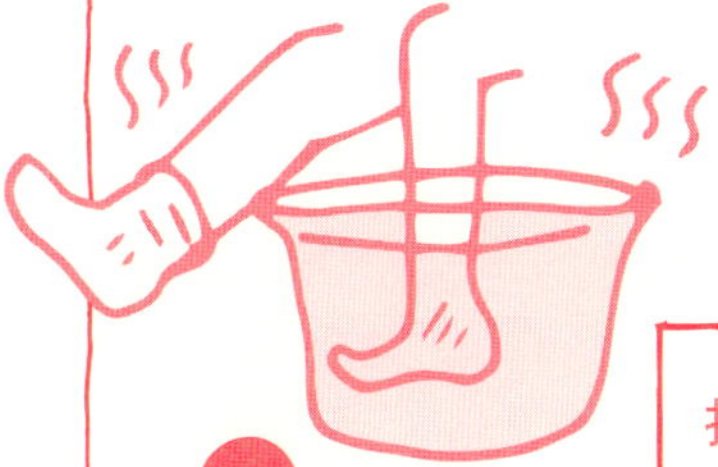

3

温まりが弱い気がするほうの足を、もう一度お湯に浸けます。最初より熱めのお湯が効果的。

指と指の間や腱は特にゴシゴシ丁寧にこすってね。
２回目の足湯をしない方は、靴下を履いて冷やさないように気をつけて。

生理3日目

骨盤はリラックスモード
頭もゆっくり休めたい時

経血量が落ち着くとともに、
子宮は元の大きさに。
開いた骨盤は下がってきます。

生理開始のダイナミックな変化が終わってひと安心。開いた骨盤はだんだん下がってきます。

３日目は、基本的に何もしないで、カラダに任せて、気持ちよく感じることを大切に過ごしましょう。

骨盤の動きがうまくいかないなどが原因で、イライラしてしまうこともあります。あまりにも気持ちが鎮まらない場合は、尾骨を温める焼き塩湿布を試してみて下さい。頭に上がった血がスッと下りてきて、気持ちも楽になりますよ。

尾骨の焼き塩湿布は生理以外の日でも、イライラが強すぎるときにおすすめです。

尾骨の焼き塩湿布

背骨の一番下にある尾骨。ここを温めると、頭の神経がゆったりと休まります。

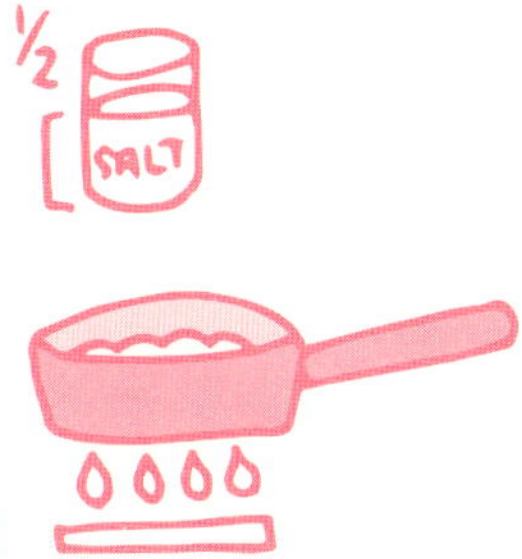

1

カップ半分くらいの粗塩を、油を引かずにとろ火で乾煎りします。ほんのり色づくまで10～15分。時々木ベラでほぐします。

2

うつ伏せになって、お尻の上に紙を10～20枚のせ、尾骨の上に塩の包みをのせます。紙の量は気持ちがいい温度になるよう調節を。

3

塩が冷めるまで20分ほどのせておきます。冷めてきたら、仰向けになり床とお尻の間に包みを挟んでも可。

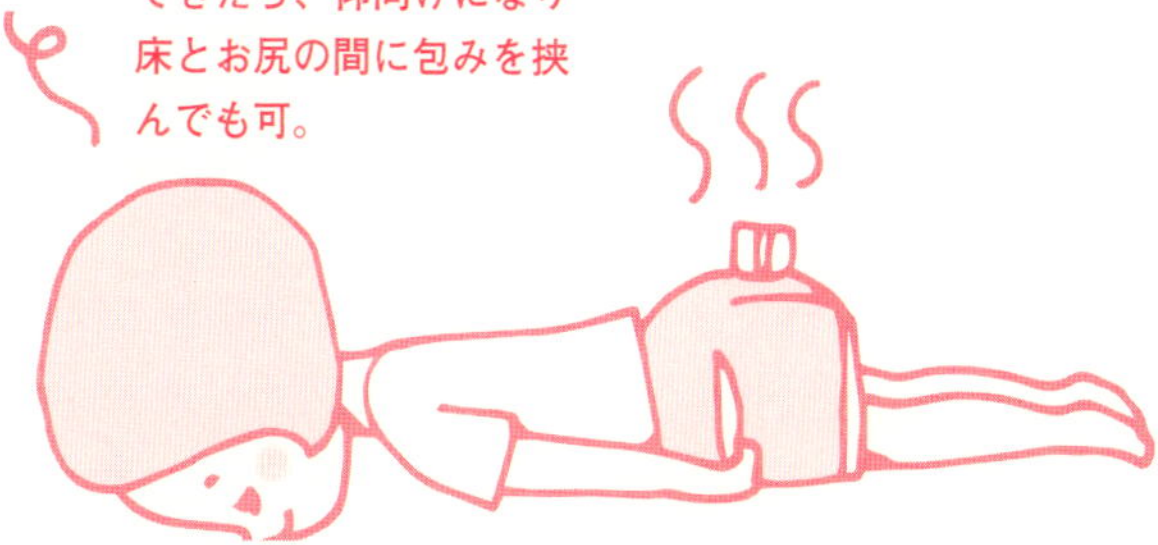

「尾骨はお尻の穴のすぐ上あたり。
とても気持ちがいいから眠っちゃうかも。
くれぐれも塩をこぼさないようにね。後が大変よ。」

生理4日目

順調なら生理はここまで
カラダも心も軽々に

「経血の排出が
終わった骨盤は、次の排卵に
備えてだんだん閉まり、
位置も上がってきます。」

生殖器が元気なら、生理はこのあたりで終了。経血はほとんどなくなり、薄いナプキンでも安心して過ごせます。

骨盤が上がりながら閉じてくるこの時期は、ヒップアップのチャンス。エクササイズをスタートする絶好のタイミングです。閉じる動きは簡単にできる人が多いのでカラダはラクラク。1カ月間でカラダにためたあらゆるものを排出して、気分もスッキリと前向きになります。

まだ生理が終わる気配がない場合は、子宮や骨盤の状態に改善の余地あり！　血行をよくして、経血が流れやすい生殖器にしてあげましょう。

卵巣ブリージング

次の排卵の前に、出すべきものを出しきって。卵巣を深呼吸させてあげましょう。

1

仰向けになり、卵巣に手を当てます。卵巣の位置は、恥骨の両角から5cmくらい上のやや外側。

2

卵巣で息を吸ったり吐いたりするイメージで、ゆっくりと呼吸をしましょう。

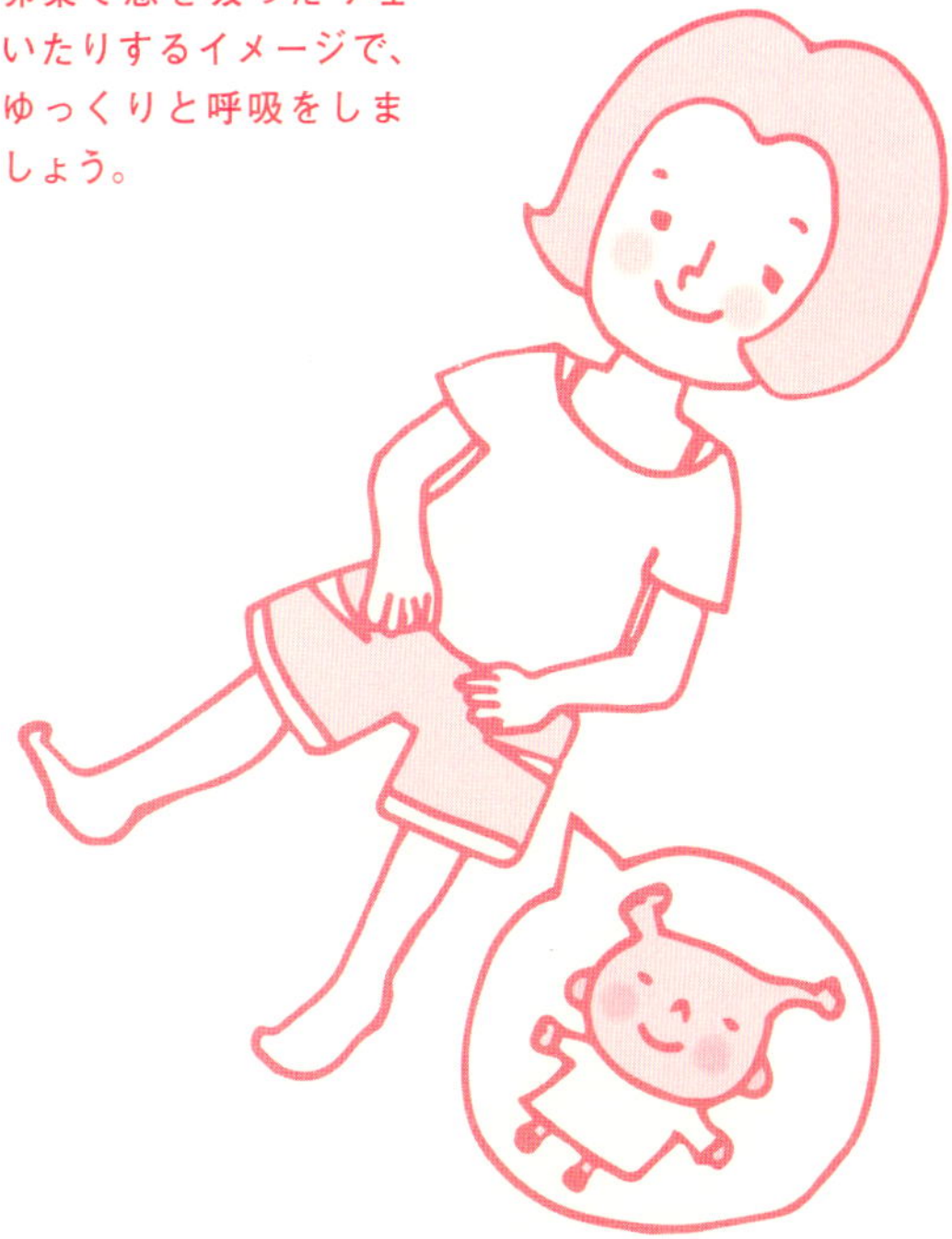

手は卵巣の位置を意識しやすくするために置くだけなので、そっとのせるだけ。ぐいぐい押したりはしないでね。

1週間前	1	2	3	4	終了

生理が終わったら

リセット完了！
新しい私が始まります！

「スッキリとキレイになった子宮は、次の排卵に向けて、また子宮内膜を厚くしていきます。」

骨盤が閉まって次の排卵に向かう約２週間は、卵胞ホルモンの影響でお肌がしっとりとつややか。気分も体調も最高のコンディションでいられるのがこの頃です。

新陳代謝が上がるので、ダイエットを始めるならこの時期が一番。ここで食事や運動に気をつけると、すぐに効果が現れます。骨盤が閉まる動きに合わせて、骨盤底筋をはじめとした体幹を鍛えるエクササイズを加えると、心もカラダも感度がアップすること間違いなし。

今月もまた、ステキ女子としてフレッシュに生まれ変わりましょう！

スローモーション体操

腰を上げる時に膣を閉める力を意識すると下腹部に力が集まって、骨盤が閉まるとともに体幹が鍛えられますよ。

つま先を内側に向けると腰を落とす途中で太モモがくっつくけれど、左右の太モモが押し合うように力をキープして。

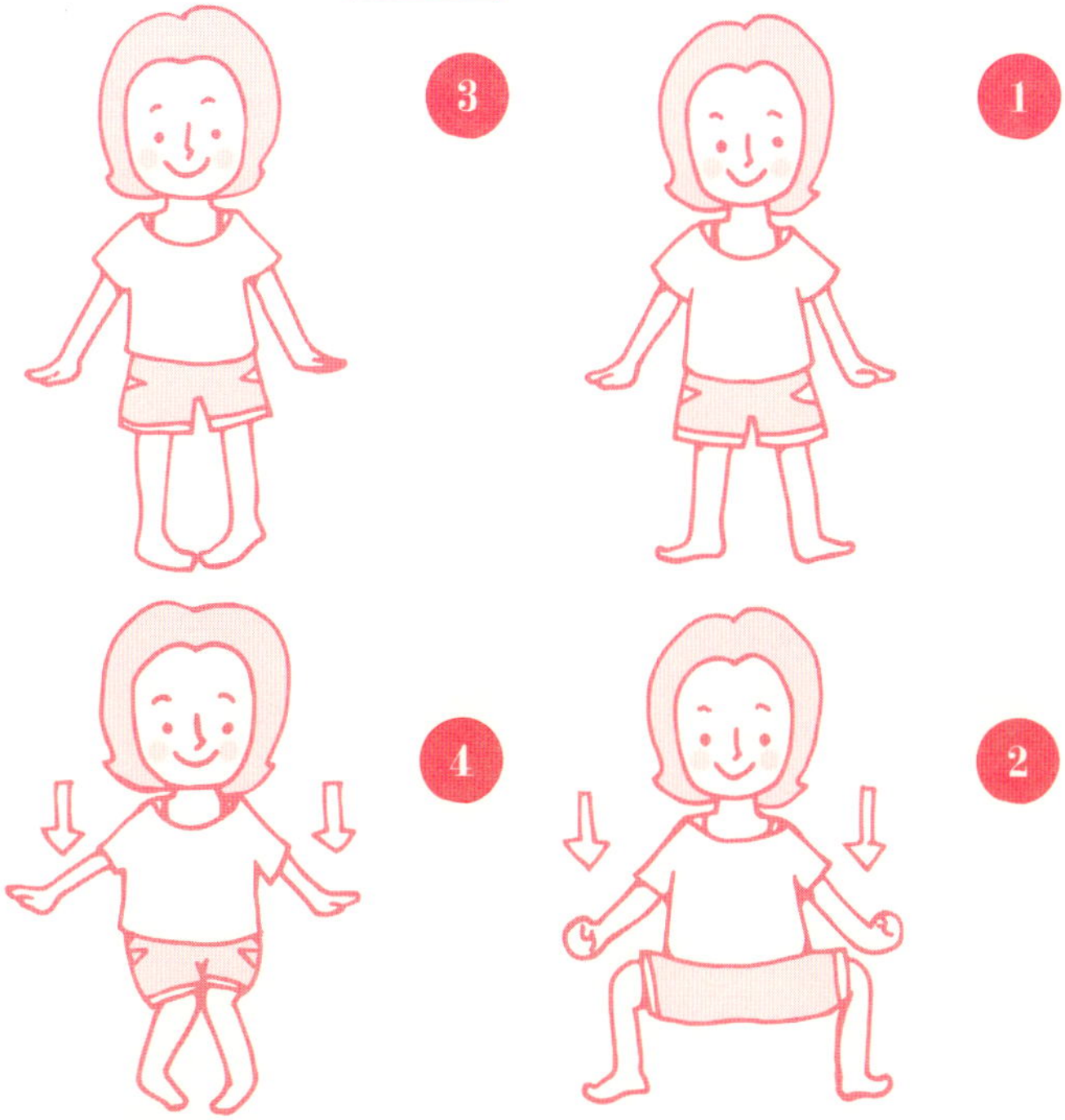

①足を骨盤の幅に開いて立ち、つま先は外側に向け、足先が一直線になるように開きます。②お尻を突き出したり、恥骨が前に出たりしないように、21 秒かけてまっすぐ腰を落とし、③ 21 秒かけてゆっくり元の状態に戻ります。④つま先を内側に向けて、同じように 21 秒かけてゆっくり腰を沈め、21 秒かけて元に戻します。

生理中にやってはいけないこと

脳が緊張すると骨盤の動きが悪くなりますから、生理中はできるだけリラックスして過ごしましょう。深く考え事をしたり、細かい作業をすることと、目を酷使するようなことはなるべく避けて、のんびり過ごすのが一番です。お仕事で難しい場合は、上手に休憩時間を取って乗り切って。

頭皮への物理的な刺激があることは基本的に避けたほうがいいでしょう。パーマやヘアカラーは控えて。頭皮をゴシゴシと刺激するような洗髪やブラシなどを使ったスカルプケアも避けて。シャンプーする時はそっと髪の表面の汚れを洗い流す程度にとどめて下さい。

それから、セックスやオナニーもお預けです。オーガズムは骨盤や子宮がキューッと引き締まる動きです。骨盤を強制的に動かすのは、生理の自然な動きを妨げてしまいます。4日目までは余計な動きを加えずに、自由に動かしておいたほうがラクなので、パートナーにも協力してもらいましょう。また、子宮内膜がはがれ落ちている時期なので、子宮内の抵抗力はいつもよりずっと弱め。衛生面から見ても控えたほうが無難です。それでもどうしてもしたくなってしまったら、尾骨の焼き塩湿布をしてみて下さい。性欲が収まります。

生理中には控えたいこと

神経に緊張を与えてしまう細かい作業や考え事

頭に刺激を与えるパーマやヘアカラー

頭皮を刺激するような激しいシャンプー

骨盤の動きを妨げるセックスやオナニー

もしかして子宮の病気？ 迷ったらすぐ婦人科へ！

生殖器がしっかり発達して生理が安定してくる大人の女性。でも最近はお仕事、恋愛、結婚などなど、頭を悩ませることが多くて神経がグッタリ。ストレスの多い毎日では、生殖器も弱りがちです。

健康な生殖器で快適な生理を迎えている人でも、30代後半に差しかかると更年期のような不調が起こることも。カラダの仕組みが次のステップへ変化していく年齢です。だから、更年期や老化をどうか嫌わないで。年齢による変化を受け入れて上手に年を重ねると、今までと違う女性の輝き方を楽しめますよ。

カラダが変化する年齢に近づくと、今までより経血量が減ったり、気分や体調が優れない日があるかもしれませんが、健康でもいつも理想的な生理が来るとは限りませんから、くよくよと細かいことは気にしない

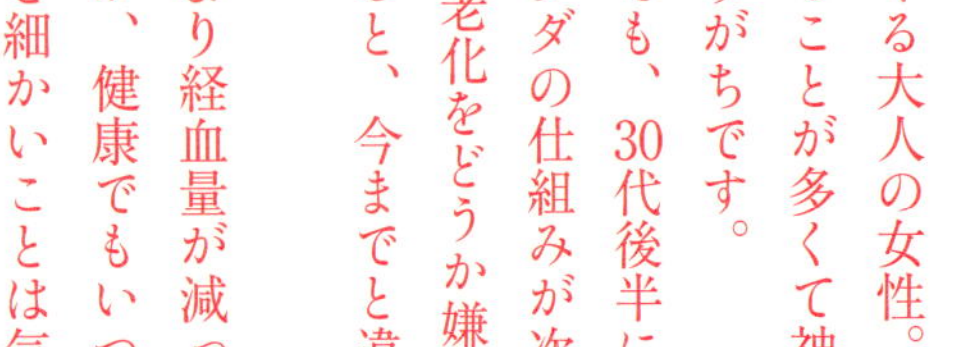
普段から子宮と
仲良くしていれば、
変化にもすぐ気づくよ。

こと！　大らかな気持ちでいると子宮も安心できます。

ただし、年に1回の婦人科検診はお忘れなく！　また、あまりにもいつもと違う痛みや出血があった時は迷わず婦人科へ行きましょう。子宮のようすは外からは見えませんし、自覚症状がない間に病状が進行してしまうこともあります。何十年も働き続けている子宮はあなたの分身。日ごろからいたわって、いつまでも仲良くして下さいね。

たとえばこんな自覚症状に注意

子宮筋腫

経血量が多く期間が長い。不正出血がある。おりものが増える。貧血、めまいがする。生理痛が重い。トイレが近い。腹痛、腰痛がある。腹部にしこりがある etc。

子宮内膜症

経血量が多く期間が長い。不正出血がある。おりものに血が混じる。貧血、めまいがする。生理痛が重い。トイレが近い。排便やセックスで痛みを感じる etc。

子宮頸《けい》がん

不正出血がある。セックスの後に出血がある。おりものに血が混じり悪臭がする etc。初期は自覚症状がないことが多いので、毎年必ず検診を！

終わりに

この本を手に取ってくれた人は、子宮とうまくつき合えていない、生理や妊娠などトラブルを抱えている人が多いかも知れません。

「もう生理なんかなくなっちゃえ！」

「子宮なんか取っちゃいたい！」

そう叫びたくなるようなこともあるかもしれません。ホントにつらいとそう思っちゃうよね。でも子宮はみんなの敵ではないのです。みんなを困らせようと不調になっているわけではないのです。

子宮だけじゃなく、体を構成している60兆の細胞達は一つ残らず、一つもすねたり、よそ見をしたりしないで、いつもいつもこの本に出てくるマジ子やフジ子のようなご主人さまが、幸せになるようにいつもいつも働いているのです。

体って一つのようで、一つじゃない、私達は一人のようだけど一人じゃない。60兆個のいのちの集合体なのです。そして体っていうのは、ちょっと使い方を変えるだけでぐんぐん変わります。

そう、今の体は今までの使い方の結果なんです。「子宮のバカ！」じゃなくて、「子宮ちゃん、ヘンテコな使い方してゴメンネ」ってつき合うとつらかった生理痛もウソみたいに楽になるんですよ。

体と仲良くつき合うと、体はどんどん元気になってくるのです。今がどんなだって、ヘンテコな使い方だったたって関係ない！　これから変えればいいんだもん。いつからだって変えられる、それが生きてるってことなんです。

この本が、そのきっかけになるとうれしいです。

奥谷まゆみ

BLUE LOTUS PUBLISHING

この本と出会った皆様へ

ブルーロータスパブリッシングは
東京・東日本橋にあるLotus8（ロータスエイト）という
ヨガのスタジオや大人のためのアカデミーを運営していたり
本や雑誌を作っていたりする会社から生まれた出版社。
ブルーロータスとは睡蓮の名前。
この花は古来エジプトやインドでも
女性を癒す聖なる蓮として親しまれてきました。

私たちの思いは、このブルーロータスのように
人々の心と体をととのえ、さまざまなストレスをなくしていく
お手伝いをすること。
ブルーロータスの本は、お気に入りのお部屋や
本棚にずっと置いておきたい、シンプルで
少しオシャレで優しいたたずまいです。

私たちの作ったこの本が
あなたの疲れや悩みや不安を取り除き
イキイキ、キラキラとしたオーラをもたらし
内側から微笑むことのできる
自分らしいあなたへと
導いていく本でありますように。

ブルーロータスパブリッシング

監修 奥谷まゆみ Mayumi Okutani

からだクリエイトきらくかん代表。10年余りのOL生活の傍ら、心理療法を学ぶ。でも「体が調子悪いと、心も調子悪いよねえ」という当たり前のことに気づき、整体を学ぶ。1998年にきらくかんを開業し、30〜40代の未婚・既婚・産前産後の女性を中心に施術をおこない、女性の心と体のはたらきのさまざまな関係性を発見。整体よりも「自分自身でからだ作りをしてもらったほうが、心も体もずっと元気になる」ことに気づき、体の使い方を変えて不調を改善する「からだレッスン」を考案。「からだはとてもよくできている。生きてるだけでカンペキ! でも動かさないと機能しない」という、からだのしくみの原点を思い出してもらうことに日々務めている。全国で指導者の養成や講演活動も行っている。著書に『女本』『男本』(共にカメストア)『お産本』(女力計画刊)『おきらく整体生活』(筑摩書房刊)『おんなみち』(エンターブレイン刊)『骨盤リセット!』(三笠書房刊)『からだが教えてくれたこと』『新新お産本』(共にからだクリエイトきらくかん)など。 http://www.kiraku-kan.com

企画・構成	株式会社Lotus8
編集	佐倉ひかる(Lotus8)
編集補助	阿部彩子
	松山冴里(Lotus8)/西島 恵(Lotus8)
デザイン	内田晶子
イラスト	佐藤玲奈
営業	飯田 朗(BLUE LOTUS PUBLISHING)
印刷担当	今野健一朗(三共グラフィック)

いますぐはじめる子宮活

2013年4月1日 初版発行
2013年5月1日 初版第2刷発行
監修 奥谷まゆみ
発行者 橋村伸也
編集人 大嶋朋子

発行所 ブルーロータスパブリッシング株式会社
〒103-0004 東京都中央区東日本橋3-4-6 ICA3ビル3F
http://www.bluelotus-publishing.co.jp
●内容に関するお問い合わせ先
電話03-5614-6830(代表) ファックス03-5614-6821

発売元 株式会社インプレスコミュニケーションズ
〒102-0075 東京都千代田区三番町20
電話03-5275-2442 ファクス03-5275-2444
●乱丁本、落丁本のお取替えに関するお問い合わせ先
インプレスコミュニケーションズ カスタマーセンター
電話03-5275-9051 ファックス03-5275-2443

印刷所 三共グラフィック株式会社

ISBN978-4-8443-7552-4